Ueber

den Blasenausschlag

oder

Pemphigus

von

Dr. Heinrich von Martius.

Berlin, 1829.
Gedruckt und verlegt
bei G. Reimer.

Relinquamus aliquid, ne frustra vixisse videamur.

Seiner Hochwohlgeboren

Herrn

von Wiebel,

Seiner Königlichen Majestät von Preußen hochbestalltem Chef des Militairmedicinalwesens, wirklichem ersten Generalstabsarzte der Armee, geheimen Obermedicinalrathe und Leibarzte, Ritter des Königlich Preußischen rothen Adlerordens, so wie des eisernen Kreuzes, des Kaiserlich Russischen Ordens vom heiligen Wladimir und der heiligen Anna, des Kaiserlich Oesterreichschen Leopoldordens, des Königlich Französischen Ordens der Ehrenlegion, des Königlich Bayernschen Civilverdienstordens der Krone, des Königlich Niederländschen Löwenordens und des Großherzoglich Badenschen Zähringer Löwenordens, u. s. w.

aus

innigster Verehrung

gewidmet

vom

Verfasser.

Unter dem Heere von Krankheiten, unter deren mehr oder minder furchtbaren Geisel das Menschengeschlecht seufzt *), ist der Blasenausschlag ein nur erst in neuern Zeiten genauer beobachtetes, hinsichtlich seiner Natur und Behandlung aber bis jetzt noch immer nicht genügend erkanntes, Uebel.

Seinen Namen Blasenausschlag hat derselbe von den unregelmäßigen, durchsichtigen Blasen erhalten, welche sich zwischen der Oberhaut und Lederhaut, ohne begrenzte Geschwulst, erzeugen, von runder oder ovaler, länglichter Form und von sehr verschiedenem Umfange, bald von der Größe einer Erbse oder eines Weizenkorns, bald bis zum Umfange eines Stettinerapfels oder Gänseeies, vorkommen, eine klare,

*) Schmalz, Versuch einer medicinisch-chirurgischen Diagnostik. Vierte Ausgabe. Dresden, 1825. Zählt über zweitausend Krankheitformen mit ihren Varietäten.

wasserhelle, oder gelbe dem Harne ähnliche, seröse, nach mehrern Tagen sich verdickende und trübende, Feuchtigkeit, selten Blut oder Luft enthalten, die beim Zerplatzen oder Oeffnen der Blase sofort gänzlich ausfließt.

Namen.

Blasenausschlag, Blasenkrankheit, Blasenexanthem, Blasenfieber, Blase.

Pemphigus, Pemphix, Pompholyx, Morbus bullosus s. vesicularis s. ampullaceus s. phlyctaenodes s. pemphigodes, Phlyctis, Phlyctaena, Vesicula, Bulla, Morta, Hydatides.

Franz. Maladie vesiculaire, Pemphige.

Engl. Vesicatory-fever, Blister-malady.

Russ. Pusürnaja Bolesn.

Monographieen.

Bobbas, mémoire sur le pemphigus. Stuttgart, 1802.

v. Braun, Abhandlung über den Pemphigus. Leipzig, 1823.

Braune, über den Pemphigus und das Blasenfieber. Leipzig, 1795.

Burgmann, diss. de febre bullosa et pemphigo. Gottingae, 1796.

Eyermann, diss. de pemphigo chronico. Berolini, 1820.

Fick, diss. de febre vesiculari ab obstructione lochiorum. Jenae, 1716.

Gilibert, monographie du pemphigus ou traité de la maladie vesiculaire. Paris, 1813.

Goelicke, diss. observationes circa febrem vesicularem. Francofurti, 1732.

Loeber, diss. de exanthemate miliari et pemphigo. Erfordiae, 1791.

Morauchink, diss. de pemphigo. Viennae, 1814.

Wichmann, Beitrag zur Kenntniß des Pemphigus. Erfurt 1791.

Die über den Blasenausschlag in Zeitschriften und Journalen eingerückten Aufsätze und Abhandlungen werden in der Folge an ihrem Orte angeführt werden. Das ansehnliche Verzeichniß von 135 Schriften über diese Krankheit findet man in der unten bemerkten vortrefflichen Abhandlung *).

Abbildungen.

Diese haben in den angezeigten Schriften vorzüglich Braune, Christin, Osiander, u. A. m. geliefert.

Nosologie.

Der Blasenausschlag ist ein sporadisches, zu al-

*) Sachse, in Hufelands Journal der practischen Heilkunde. October, 1825. [p. 3 – 18.]

len Jahreszeiten herrschendes, an und für sich nicht ansteckendes Exanthem, welches aus verschiedenen Ursachen entstehet, niemals metastatisch zurücktritt, sondern vielmehr selbst als eine Art von metastatischem Gebilde zu betrachten ist, und aus diesem Grunde eine ganz besondere Neigung zur Wiederkehr besitzt.

Der Blasenausschlag ist seinem Wesen nach so bestimmt von jedem andern Exantheme verschieden, sein eigenthümlicher Charakter spricht sich so rein aus, seine Symptome sind so constant, daß es schlechterdings ohnmöglich ist, diese Krankheit je mit einer andern zu verwechseln und nicht gleich auf den ersten Augenblick, sobald sich nur erst die Blasen völlig ausgebildet haben, zu erkennen. Lediglich in Fällen, wo die Blasen ganz klein bleiben und sich wenig über die Peripherie eines Stecknadelknopfes erheben, wie z. B. beim Blasenausschlage der Neugebohrnen und bei der Complication mit andern Exanthemen, ist es möglich, denselben zu verkennen *).

Man hat zur Zeit noch kein Beispiel, daß der Blasenausschlag epidemisch grassirt hätte: denn die Relation, daß in Prag (1736) eine bedeutende An-

*) **Bauer**, vid. primitiae physico-medicae ab iis, qui in Polonia, etc. Züllich, 1750. (Tom. II.)

Cramer, vid. commercium litterarium ad rei medicae et scientiae naturalis incrementum etc. Norimbergae, 1735. (Heb. 22.)

zahl Menschen, namentlich die Garnison daselbst, am Blasenfieber erkrankt gewesen seyn sollen, durch den Acetum bezoardicum aber insgesamt in kurzer Zeit wiederhergestellt worden *), während Andere, so dieses Mittel nicht gebraucht, ohne Rettung Todes verblichen, ist eine Erzählung, der alle Beweise durchaus abgehen. Wahrscheinlich war der fragliche Ausschlag das Symptom einer Faulfieberepidemie.

Dasselbe gilt ohnstreitig auch von dem in der Grafschaft Wicklow (1766) angeblich epidemisch geherrschten Blasenausschlage **), welcher Sage ebenfalls die gültigen Belege mangeln.

Daß der Blasenausschlag nicht ansteckend sey, wie Blagden dies behauptet ***), weil derselbe zufälliger Weise in einem und demselben Hause bei zween Kindern ausgebrochen, erhellt daraus, daß Mehrere Versuche gemacht haben, mit der in den Pemphigusblasen enthaltenen Feuchtigkeit Kinder und Erwachsene zu impfen, welche Operation jedoch bei sämmtlichen Inoculirten sonder Erfolg war ****).

---

*) Thiery, Erfahrungen in der Arzneiwissenschaft. A. d. Franz. Leipzig, 1778. (p. 70.)

**) Macbride, Einleitung in die theoretische und practische Arzneikunst. Leipzig, 1773. (p. 527.)

***) Blagden, in medical facts and observations. Vol. I.

Meyer, in Balbingers Magazin. XIII. B. p. 373.

****) Hall, in den Sammlungen auserlesener Abhand-

Ich selber trug Bedenken, dergleichen Experimente anzustellen, weil ich im möglichen Falle der Efflorescenz des Exanthems von den durch meine Kunst geschaffenen Pemphiguskranken mit Recht in Anspruch genommen zu werden befürchtete. Doch zweifele ich sehr, an der Fortpflanzung des Blasenausschlags, durch Impfung und Ansteckung.

Der Fall, daß der einen Pemphiguskranken verbindende Wundarzt eine nässende Flechte auf der Hand davongetragen, beweist ebenfalls nichts in der Hauptsache, denn dergleichen ereignet sich öfters und es pflanzen sich Menschenblattern, Kuhpocken, u. a. m. in einem einzelnen unausgebildeten Exemplare fort *).

Weit eher wäre die Möglichkeit denkbar, daß der Blasenausschlag sich irgendwo endemisch ansiedeln könnte, nämlich in Gegenden, wo die Steinkrankheit häufig ist, z. B. in den Rheinländern, wo sich letztere von dem häufigen Genusse des jungen unabgelagerten Weins erzeugt und dort ganz einheimisch ist; desgleichen in Rußland, wo von dem Mißbrauche geistiger Getränke, von dem übermäßigen Theetrinken, vielleicht auch von dem säuerlichen Haustrunke, dem Quas,

lungen zum Gebrauche für practische Aerzte. XVIII. B. pag. 483.

*) Brückner, in Horns Archiv für die medicinische Erfahrung. 1811. II. Bd. p. 62.

Harnsteine sich bilden: obwohl dieses zur Zeit der Fall durchaus nicht ist.

Sonderbar ist der Fall eines von fremdem Klima entstandenen Blasenausschlages, dessen ein brittischer Arzt gedenkt, indem nämlich ein Reisender, der zu zween verschiedenen malen sich eine Zeitlang in Archangel aufhalten mußte, beidemale dort den Pemphigus bekam und davon trug, in seiner Heimath jedoch beidemale wieder davon befreit wurde *). Ferner die Beobachtung eines Blasenausschlages, dessen Eruption allezeit in der Nacht erfolgte **).

Daß der Blasenausschlag erblich sey, darüber sind blos scheinbare und einzelne unzureichende Belege vorhanden; obschon die Möglichkeit sich sehr wohl denken läßt, da ja so viele psychische und physische Gebrechen, moralische Uebel, Deformitäten, u. a. m. sich durch Generationen fortpflanzen, daß auch der Pemphigus elternliche Mitgift seyn könnte. Interessant ist der Fall, wo ein Geschwisterpaar vom Blasenausschlage befallen wurde ***).

Endlich ist dieses Exanthem von Schriftstellern

*) Winterbottom, in medical facts and observations. London, 1792. Vol. III.

**) Feichtmayr, in Hufelands Journal der practischen Heilkunde II. Bd

***) Benkoe, in den Ephemeriden. IV. Bd. p. 135.

als symptomatisch *), als idiopatisch **), und critisch ***) dargestellt werden.

Die Erfahrung hat es bestätigt, daß kein Alter, kein Geschlecht, kein Stand, keine Individualität von dem Blasenausschlage verschont bleibt. Selbst Aerzte und deren Angehörigen mußten seine Wirkung an sich erproben ****). Doch ist aus der Mehrzahl von Krankheitfällen das Resultat hervorgegangen, daß in der Regel Erwachsene dieser Krankheit weit mehr ausgesetzt sind, als das kindliche Alter, und daß das weibliche Geschlecht ihr wieder häufiger unterliegt, als das männliche †); daß hauptsächlich Individuen davon befallen werden, welche an der Nierensteinkrankheit leiden, oder zu besondern Hautexanthemen incliniren, namentlich solche, die häufig vom Nesselfriesel, Blat-

---

*) Bontius, historia naturalis et medica Indiae orientalis. Amstelodami, 1658. (p. 38.)

Langhans, Beschreibung des Siementhales. Zürich, 1753. (p. 75.)

Löw, vid. Acta naturae curiosorum exhibentia. Norimbergae, 1727. (I. p. 40.)

**) Savary, vid. Journal de médécine par Corvisart. Paris, 1811. (P. XXI.)

***) Bündel, in Vogels kleinen akademischen Schriften. Lemgo, 1778. (I. p. 41.)

****) Metzler, in der Salzburger Zeitung. 1791. (IV. p. 28.)

†) Storch, von den Krankheiten der Weiber. Gotha, 1748. (II. p. 500.)

terrose, u. dgl. heimgesucht werden; ferner Personen, welche in Dürftigkeit leben, geringe und mitunter verdorbene Kost genießen, in schlecht geheizten, allen rauhen Einflüssen der Witterung ausgesetzten, Wohnungen hausen, großen Körperstrapatzen auf weiten Märschen in stürmischer Jahreszeit sich unterziehen müssen und sich nicht der erforderlichen Reinlichkeit in Wäsche und Kleidung befleißigen können, deren Körper, in Ermangelung eines Bettes und sonstiger warmer Bedeckungen, zur Nachtzeit strenger Kälte exponirt ist, und im Allgemeinen auch noch besonders die nöthige Hautkultur vernachläßigen *). Auch will man die Beobachtung gemacht haben, daß Säufer nicht selten dem Blasenausschlage unterliegen.

So sind ferner Subjecte, welche bereits einmal von demselben ergriffen worden, demselben wiederholt unterworfen, ja sie sind vielleicht, wo die Gelegenheitursachen nicht total beseitigt werden können, ihr ganzes Leben hindurch vor dieser Krankheit nicht gesichert.

Nach meinen Ansichten mag wohl ein gewisser individueller Habitus des Hautorgans, vorzugweise bei vorhandenen Nierensteinen, zum Blasenausschlage disponiren; eben so wie manche Personen, unter gewissen Motiven, vielleicht durch ihre ganze Lebenszeit, oder in gewissen Jahren, bei der geringsten Veranlas-

*) Stewart, in Duncans medicinischen Commentarien. VI. Bd. p. 85.

sung, von Catarrhalfiebern, Rheumatismen und Gicht, von Rosenentzündungen, Gesichtsblatterrose, von Wassergeschwülsten, Nesselfriesel, Porzellainfieber u. a. m. heimgesucht werden.

Häufige Beispiele geben die Belege, daß kraftvolle, muskulöse, blutreiche Personen, obwohl dieses mit den früher angegebenen Daten im directen Widerspruche zu stehen scheint, am meisten solche, welche von melancholisch-hysterischem Temperamente und von verliebter Natur sind, Candidaten für den Blasenausschlag abgeben.

Von den mannigfachen Complicationen dieses Exanthems mit andern Krankheiten wird in einem besondern Abschnitte gehandelt werden.

Beinahe immer gehen bedeutende Unordnungen in den Excretionen und allerhand Nervenzufälle dem Blasenausschlage voraus. Namentlich Blutungen aller Art, Bluterbrechen, Blutspucken, Gebährmutterhämorrhagie, Blutharnen und Urinbeschwerden, insgesamt Symptome vorhandener Nierensteine *).

---

*) Garn, in Hufelands Journal der practischen Heilkunde. VI. Bd. p. 359.

Schäffer, ebendaselbst. Septemberstück. 1823. p. 5.

Wagner, in Horns Archiv für medicinische Erfahrung. 1824. (I. p. 277.)

Want, med. Phys. Journal. Aprilheft. 1814.

Wilmanns, in Hufelands Journal. XXXXVIII. Bd. 3. St. p. 3.

Der Eintritt des Exanthems selbst kündigt sich mehrere Tage oder Stunden zuvor durch eine Menge Vorboten an, durch ein heftiges, öfters ganz unausstehliches Jucken und schmerzhaftes Brennen der Hautstellen, wo die Blasen ausbrechen wollen, welche plötzlich in die Höhe tritt, ferner durch eine kaum bemerkbare Anschwellung und eine etwas dunkle Röthe derselben.

Jenes Jucken uud Brennen der Hautstellen, wo Blasen sich bilden wollen, ist auch ganz analog, da die gewaltsame Lostrennung des Oberhäutchens, durch die anströhmende Flüssigkeit aus den Capillarenden der Arterien, einen eigenen Reiz auf die feinen Nervenwärzchen der äussersten Endspitzen der zarten Hautnerven hervorbringen muß, welcher sich alsdann durch obiges prickelndes Gefühl ausspricht.

Allgemeine Unruhe und innerliche Angst, Kurzathmigkeit, Brustbeklemmung, Convulsionen, Schlaflosigkeit, Sprachlosigkeit, nebst ungemeiner Abspannung des Körpers, sind die dem Blasenausschlage vorausgehenden Symptome.

Aus allen hier genannten Vorboten, und aus dem Eintritte der Krankheit selbst, spricht sich das Daseyn eines entzündlichen Zustandes im Hautorgane

---

Wolf, in Horns Archiv. 1821. (II. p. 45.)

Zadig, Archiv der practischen Heilkunde für Schlesien. I. Bd. p. 220.

ganz unverkennbar aus. Doch wollen auch mehrere Aerzte die Erfahrung gemacht haben, daß bei den Eruptionen auch der wahre Typus eines intermittirenden Fiebers zugegen gewesen, und der Ausbruch der Blasen mit starkem Fieberfroste begonnen *).

Die Orte, welche sich der Blasenausschlag zum Ausbruche kührt, sind allemal zuvörderst solche Stellen des Körpers, wo die Oberhaut fein und dünn, und der Eruption der Blasen nicht verhinderlich ist. Wo aber einmal Blasen ausbrechen, ist auch der größte Theil der Hautoberfläche von ihnen gleichsam bedeckt.

Es liegt in dem Charakter des Blasenausschlages, daß er die Hautstellen zum öftern wechselt. Nachdem derselbe zu mehrern Wochen hinter einander fest auf einem Orte gestanden und eine Blasengeneration der andern Platz gemacht hat, verläßt der Ausschlag urplötzlich die alte Stätte, und nimmt seinen Aufenthalt an irgend einer entfernten Stelle des Körpers.

Der Reihefolge nach kommen bei den meisten Kranken die Blasen zuerst an den Armen, Händen und Fingern, nächst diesen an den Ober- und Unterschenkeln, Füßen und Zehen, späterhin am Unterleibe, Rücken und auf der Brust, dem Halse und Gesichte zum Vorscheine. Seltener werden von ihm die Augen, Ohren, Nase, Lippen, Mundhöhle und Speise-

*) Richter, specielle Therapie. Berlin, 1817. (II. pag. 613.)

kanal, der After und die Geschlechtstheile befallen. Auch der behaarte Theil des Kopfes bleibt davon nicht frei *). Verschont bleiben fast immer, wiewohl nicht in allen Fällen, die Handteller und Fußsohlen **), weil an diesen Stellen die Epidermis zu dick und undurchdringlich ist; während bei dem allgemeinen Häutungprozesse im Scharlach bekanntlich selbst die pergamentartigsten hornähnelnden Schwielenhände nicht frei von der Abstreifung bleiben ***).

Aus einzelnen Krankheitgeschichten hat sich ergeben, daß die Pemphigusblasen sogar unter den Nägeln hervorkeimten, und daß sämmtliche Fingernägel durch Eiterung losgestoßen wurden ****).

In einem noch merkwürdigeren Falle bei Wichmann lösete sich der äusserste Phalanx einer Fußzehe durch brandige Entzündung und Eiterung völlig schmerzlos ab; eine Erscheinung, welche man beinahe einzig im Aussatze beobachtet.

---

*) de Haen, ratio medendi in nosocomio practico. Viennae, 1758. (p. 112.)

**) Starke, Handbuch zur Kenntniß und Heilung innerer Krankheiten des menschlichen Körpers. Jena, 1799. (II. p. 544.)

***) Burserius, Anleitung zur Kenntniß und Heilung der Ausschlagskrankheiten. Gießen, 1789. (I. p. 183.)

****) Reil, über das Erkennen und Cur der Fieber. Halle, 1815. (V. p. 408.)

Ejus, memorabilia clinica. Halae, 1789. (I. Fasc. 2. p. 145.)

Dringen die Blasen in Fällen, wo sie sich bereits in der Mundhöhle eingenistet haben, bis tief in die Deglutitionswerkzeuge, oder gar bis zu den Digestionsorganen, in den Magen und Darmkanal, so entstehen sehr bald alle Zufälle von innern Entzündungen.

In solchen Fällen erschweren oder hemmen die Blasen das Kauen und Hinunterschlingen consistenter Nahrungmittel, und der Preßhafte ist öfters kaum im Stande, die dünnflüssigsten Suppen, Schleime oder Brühen unter der schmerzhaftesten Anstrengung, mühsam hinunter zu würgen.

Gewöhnlich erfolgt Entzündung der Zunge und des Schlundes, heftiger Speichelfluß, Lockerwerden der Zähne, Blutung aus dem Zahnfleische. Aus der Mundhöhle verbreitet sich ein scorbutischer, cadaveröser Geruch. Bei weiterem Fortschreiten und längerer Dauer des Uebels entstehen heftige Magenkrämpfe, anhaltendes Erbrechen, Blutsturz, asthmatische Zufälle, erschöpfender Eiterauswurf, Kolikschmerzen, Verstopfung, Anschwellen und große Empfindlichkeit des Unterleibes, zuletzt inflammatorisches Fieber, Brand und der Tod *).

Wenn auf den Augenlidern Blasen ausbrechen, dann sind die Kranken nicht im Stande, die Augen zu öffnen, und liegen zuweilen, eben so wie in der

*) Frogley, in the medical and physical Journal by Fothergill. April, 1814. (XXXI. Vol.)

Blatternkrankheit, mehrere Tage und Wochen blind. Wichmann theilt einen Fall mit, wo bei einem Pemphiguskranken beide Augen durch die Blasen gänzlich zerstört wurden *).

Die Blasen selbst erscheinen entweder einzeln und in geringer Anzahl, oder gruppenweise und in übergroßer Menge **). Gewöhnlich wissen Patienten, die bereits eine zeitlang am Blasenausschlage gelitten haben, zwölf bis vierundzwanzig Stunden voraus, daß Eruption im Beginnen ist. Willan gedenkt eines Falles, wo nur immer eine einzige Blase auf einmal erschien, abtrocknete und einer neuen Platz machte ***).

Die Haut an der afficirten Stelle erhebt sich gewöhnlich etwas, sie schwillt auf, fängt sich zu röthen an, der Kranke verspürt ein ganz unerträgliches Jukken und Brennen des befangenen Ortes.

Nach erfolgtem Ausbruche der Blasen verliert sich gewöhnlich das heftige Jucken und Brennen entweder gänzlich, oder es ist doch weniger unangenehm und schmerzhaft. Bei jeder neuen Eruption des Ausschlags kehrt das Jucken wieder zurück.

*) Wichmann, Ideeen zur Diagnostik. Hannover, 1794. (I. p. 89.)

**) Vogel, in der Salzburgischen Zeitung. 1791. (IV. p. 81.)

***) Willan, die Hautkrankheiten und ihre Behandlung. Breslau, 1799. (III. Bd. 2. Abthl.)

Zuweilen juckt der die Blase umschließende, röthliche, linienbreite Rand auch nach dem Ausbruche des Exanthems heftig fort.

Die Dauer der Krankheit ist sehr unbestimmt. In den seltneren Fällen, wo nach Metastasen des Krätzausschlages oder Flechten sich Pemphigus erzeugt, ist der Verlauf des Exanthems bisweilen in sechs oder acht Tagen beendigt. Gewöhnlich aber folgen beim reinen Character des Blasenausschlages, wo derselbe mit keiner andern Krankheit verschwistert ist, eine Reihe von Anfällen hinter einander, und das Uebel dauert Monden und Jahre lang, mit geringen oder gar keinen Remissionen. Häufig kommen nur Tage oder Wochen lang Blasen zum Ausbruche, und es treten krankheitfreie Intervallen von Monden und Jahren ein, bevor neue Eruption des Exanthems statt findet.

Der Ausbruch der Blasen ist nie gleichzeitig und allgemein, wie dies bei acuten Hautausschlägen, Blattern, Masern, Röthseln, Friesel, u. a. m. der Fall ist; sondern jede einzelne Blase entstehet und vergehet für sich, so daß abgetrocknete, frisch gebildete und aufkeimende ohne Regel neben einander stehen.

Jede einzelne Blase erreicht innerhalb 6 bis 12 Stunden ihre Ausbildung, und bleibt 24 bis 36 Stunden stehen. Sie keimt, wächst und schwindet also innerhalb 36 bis 48 Stunden. Sie erhebt und füllt sich gleich anfangs, platzt zuweilen von selbst, oder

durch

durch äussere Veranlassung, und schließt und füllt sich von neuem.

Selten findet eine neue Eruption an derselben Stelle statt. Gewöhnlich wechselt das Exanthem den Ort, wie bereits bemerkt worden, und besucht erst nach langer Zeit die alten Plätze wieder.

Wenn jedoch auf irgend einer Stelle mehrere male unmittelbar hinter einander Blasen sich erzeugen, dann bemerkt man zuweilen eine blutige Jauche, oder eine leichte Suppuration, mit breiten oder flachen Geschwürchen, die sich jedoch weder tief einfressen und zerstörend auf die Lederhaut wirken, noch sich weiter verbreiten und um sich greifen.

Gewöhnlich aber halten die Blasen lange Stand, verwandeln sich allmählig in einen graurothen, bläulichten oder schwärzlichten Grind, und hinterlassen zuletzt eine flache Narbe. Bisweilen schrumpfen sie in eine warzenähnliche Substanz zusammen, so daß die Oberhaut ein Ansehn gewinnt, als ob sie verbrannt sey.

Der Fall, den Wolf in Warschau beobachtete, ist wahrhaft traurig. Die Blasen folgten in so ungeheurer Menge und so rasch auf einander, daß die erst ausbrechenden nicht Zeit hatten, naturgemäß zu verlaufen. Sie flossen in einander, die eingeschlossene Feuchtigkeit wurde stinkend, zuletzt ganz schwärzlicht, die Oberhaut verschwand allmählig und die ganze Körperoberfläche glich am Ende einem rohen Fleischklumpen, welcher durch das Vertrocknen der Schorfkrusten wie mit einer Wachsmasse bedeckt schien, aus deren geplatzten Fugen und Ritzen eine gelbe, trübe, eiterähnliche Flüssigkeit hervorquoll, die keinen Platz mehr fand, sich zu Blasen auszubilden. Der ganze Körper war ödematös aufgeschwollen. Binnen vierundzwanzig Stunden wurden sechzig Servietten und das ganze Bettzeuch von der Hautnässe durchdrungen, jede Bewegung der Patientin brachte Convulsionen hervor und eine Atmosphäre wie Modergeruch umgab die Unglückliche *).

Nach Verfließung einiger Tage wird die Blase welk, fällt zusammen, trocknet ein und die in ihr enthalten gewesene Flüssigkeit verschwindet, von den einsaugenden Gefäßen resorbirt. Oder die Blase zerplatzt, entweder von freien Stücken, durch innere Gewalt, oder durch Druck oder vom Kratzen des Kranken, und leert ihren Inhalt aus.

Die vorher ausgedehnte Oberhaut erscheint jetzt ganz weiß, ein wenig gerunzelt und zusammengeschrumpft, oder in Form dünner Schuppen, zuweilen aber auch völlig unverändert, ganz locker, so daß sie sich bequem hin und her schieben läßt, und stößt sich endlich loß. Nach Wegnahme der Hautfragmente erscheint der Grund gewöhnlich braunroth, auch schwarzbraun, und dieser bald auf seiner Oberfläche glatt und

---

*) Wolf, in Hufelands Journal der practischen Heilkunde. Maiheft. 1816. (p. 58.)

glänzend, bald rauh und schwielicht. Die Flecken bleiben Monate lang unverändert stehen.

Bei gutartigem Character des Exanthems trocknet die Stelle, wo Blasen ihren Stand gehabt, nach Abstoßung der Hautdecke, sehr schnell und ohne eine Narbe oder sonstige Spur ihrer Existenz zurück zu lassen, die Flecken bleiben noch einige Tage feucht, verschwinden jedoch nach einigen Wochen gänzlich.

Nur unter besondern Verhältnissen, wenn z. B. das Hemde an zerdrückten Blasen festgeklebt ist und plötzlich losgerissen wird, so daß Blutung aus der jungen Hautstelle erfolgt, erzeugen sich dicke, gelblichte, wachsartige Schorfkrusten, die entweder binnen einigen Tagen trocken werden, von der Haut sich lösen und abfallen, oder sich auch wohl wieder erneuern, wie andere Geschwüre zu thun pflegen.

Was die Form und Größe der Blasen anlangt, die beinahe in aller Hinsicht den nach Verbrennungen oder von der Adhibition blasenziehender Mittel entstehenden Blasen gleichen, so sind diese stumpf, flach, rund oder länglicht, ohne dunklen Punct in ihrer Mitte. Sie sind ihrer Natur nach kein an eine bestimmte Form gebundenes Exanthem, sondern mehr der bloße Behälter einer den Capillargefäßen entströhmenden und auf der Hautoberfläche ohne bestimmte Regeln sich sammelnden Flüssigkeit. Oefters geschieht ihre Ausbildung nur langsam, und sie nehmen ganz allmählig am Umfange zu. Zuweilen aber wachsen die Blasen fast zusehend, und an Stellen, wo nur eben noch nicht das allermindeste Abnorme wahrzunehmen war, erzeugt sich Röthe und auf dieser ordentliche Säcke, mit seröser Feuchtigkeit angefüllt, in denen bei weiterer Ausdehnung der Epidermis, wie nach Applicirung ansehnlicher Vesicatorien, die Feuchtigkeit gleichsam halbmondförmig in dem Blasenbeutel schwimmt.

Bei regelmäßiger Entwickelung des Exanthems erscheinen die Blasen in der Größe von Hirse- oder Senfkörnern. Erst in ihrem fernern Verlaufe, wo gewöhnlich eine Parthie solcher kleiner Bläschen in einen großen Behälter zusammenfließen und die Oberhaut in Massen aus ihrer Verbindung trennen, erreichen sie allmählig das Volumen von Erbsen, Bohnen, Mandeln, Eicheln, Haselnüssen und Wallnüssen, oder Taubeneiern. Mitunter arten die Blasen durch Confluenz zu wahren Säcken bis zu vier oder sechs Zoll Länge, und drei bis vier Zoll Breite aus, und ähneln so Hühner- oder Gänseeiern, ein Quantum von mehrern Unzen Feuchtigkeit einschließend.

Am gewöhnlichsten kommen die Blasen von der Größe eines Mandelkernes oder einer Haselnuß, bis zur Peripherie eines Taubeneies vor, und behalten eine mehr regelmäßige Form, die häufiger länglicht und oval, als zirkelrund und hemisphärisch ist.

Beim Blasenausschlage der Neugebohrnen sind die Blasen jederzeit allgemeiner verbreitet, und über die gesamte Oberfläche des Körpers vertheilt, jedoch ohne den gewöhnlichen rothen Ring. Sie kommen bei diesem Lebensalter von der Größe eines Hirsekorns, weshalb man den Blasenausschlag häufig für Friesel hält, bis zu dem Volumen einer Zuckererbse vor. Nur in sehr seltenen Fällen erreichen selbige den Umfang eines Kirschkerns. Sie gehen gewöhnlich innerhalb vierundzwanzig Stunden in Suppuration über, trocknen dann bald ab, und hinterlassen rothe Flecken. Acht bis vierzehn Tage hindurch findet fortwährend neue Eruption statt, ohne daß das Befinden des Kindes, dessen zarte saftige Oberhaut am ganzen Körper zuletzt wie geschunden aussieht, hierbei sonderlich litte. Doch nimmt der Blasenausschlag auch bei Kindern in seltenen Fällen einen so äusserst bösartigen Character an, so daß die allgemein verbreiteten Blasen brandig werden und das Kind innerhalb 36 Stunden dem Tode anheim fällt. Auf dem behaarten Theile des Kopfes bleiben die Blasen meist flach und niedrig, irregulär und eckig *).

---

*) Beer, in Hufelands Journal. Aprilheft. 1825. (p. 113.)

Carus, in der Salzburger Zeitung. 1821. (II. p. 159.)

Consbruch, in Hufelands Journal. XXVII. B. 1. Stück.

Heinze, Problem einer Uebersetzung von Hippokrates Aphorismen. Stendal, 1807.

Holmested, the London medical Repository. 1824. Vol. XXI.

Man sehe sich also wohl vor, den Blasenausschlag, der wegen der Gleichförmigkeit in der Vertheilung seiner Blasen, und wegen der Regelmäßigkeit ihrer Form, den Blattern ungemein ähnelt, bei Neugebohrnen nicht für Menschenpocken zu halten, und in Folge dieser falschen Ansicht die Impfung der Schutzblattern als überflüßig und unnöthig zu verabsäumen; wie dies, leider! aus Unkunde, oder flüchtiger oberflächlicher Ansicht des Exanthems, sehr häufig geschehen ist.

Die lymphatisch-seröse Flüssigkeit, womit die Blasen angefüllt sind, ist in der Regel wässericht, hell und durchsichtig, die Blasenhaut durchschimmernd, mehr oder weniger gelb gefärbt. Versuche haben bewiesen, daß sie ein mildes, reines, unverdorbenes Lymphserum

---

Mahon, mémoires de la société d'Emulation de Paris. 3. année.

Michaelis, in Hufelands Journal. III. Band. pag. 187.

Oehme, de morbis recens natorum chirurgicis. Lipsiae, 1773.

Ring, in der Sammlung auserlesener Abhandlungen zum Gebrauche für practische Aerzte. XIII. Bd. p. 624.

Schmidt, in der Salzburger Zeitung. 1811. Nr. 1. pag. 12.

Simmons, in der Sammlung auserlesener Abhandlungen. XIII. Bd. p. 135.

ist. Sie ist ohne eigentlichen Geruch, aber von schwachem salzichtem Geschmacke.

In einzelnen Fällen beobachtete man an der Blasenfeuchtigkeit einen urinösen, späterhin sogar ammoniakalischen Geruch und einen dergleichen auf der Zunge prickelnden Geschmack *).

Späterhin, wenn die Flüssigkeit länger, als gewöhnlich, in den Blasen stehen bleibt, wird dieselbe molkicht oder milchicht. In seltenen Fällen, wo durch wiederholte Eruption der Blasen auf einer und derselben Stelle die mehrere male hinter einander zerstörte Epidermis nicht Zeit hat, zu erstarken, und wo durch die aufhebende Gewalt des zuströhmenden Fluidums kleine unter der Oberhaut befindliche Blutgefäße zerrissen werden, erscheint die Flüssigkeit blutig, blaulicht, violett, trübe, zähe, eiterartig und klebend, wie Eiweiß. Ja es füllen sich in bösartig gestalteten Fällen die zusammenfließenden Blasen mit grünlichtgelber stinkender Jauche **).

Bei solchem zweideutigem Character des Blasenexanthems äussert nicht blos die Blasenfeuchtigkeit eine so penetrante Schärfe, sondern man beobachtete dieselbe sogar in dem Athem, dem Schweisse, Urin und

---

*) Henning, in Hufelands Journal. XXI. Band. 1. St. p. 121. und XXXVII. Bd. 3. St. p. 89.

**) Auer, in Reichardts medicinischem Wochenblatte. Frankfurt, 1785. (VI. p. 657.)

Excrementen, ja selbst das ausgeworfene dünne aufgelößte Blut verbreitete einen üblen Geruch.

Dergleichen Blasenfluidum erregt, wenn es dem Hautbehälter entströhmt, Brennen auf der Hautstelle, welche es berührt, und macht sogar die Haut wund *). Ja es brachte selbiges, gleich dem ätzenden Safte des Giftbaumes und ähnlicher scharfer Substanzen, auf der berührten Stelle neuen Blasenausbruch hervor**).

Unter solchen Auspicien entstehen dann bisweilen äusserst bösartige, langwierige, ja wohl gar brandige Geschwüre ***), wo sich, wie bereits gesagt worden, zuletzt sogar kleinere Knochen aus ihren Verbindungen lösen und abfallen.

In der Mundhöhle, wohin sich der Blasenausschlag am seltensten verirrt, nehmen die auf der Zunge, noch mehr aber auf dem Zahnfleische, am Gaumen, u. a. O. sich inserirenden Blasen, nach ohngefähr sechsstündiger Existenz, das Ansehn von Schwämmchen (Aphthae) an, so daß man auch dadurch sehr leicht getäuscht werden, und die Blasen in der That für wahre Schwämmchen halten kann ****). Denn

*) Wichmann, kleine medicinische Schriften. Hannover, 1799. (p. 216.)

**) Kraft, in Hufelands Journal. XXXVII. Bd. pag. 95.

***) Hartmann, ebendas. Octoberheft. 1817. (p. 113.)

****) Klaatsch, in Horns Archiv für medicinische Erfahrung. 1822. (II. p. 428.)

durch die feuchte Wärme der Mundhöhle, und die ohnaufhörlichen Ströhmungen von Luft aus den Lungen, werden die Blasen gleichsam früher gezeitigt und erweicht; das nach Entleerung der Blasen zurückbleibende Oberhäutchen genannter Theile erscheint, während die Blasenhautfragmente auf der übrigen Hautoberfläche zusammentrocknen, wie macerirt, und repräsentirt ein mehr schwammiges Gebilde, welches sich gewöhnlich binnen vier Tagen lostrennt und abschält.

So erscheint zuletzt Zunge, Zahnfleisch und Gaumen wie rohes Fleisch. Zuweilen bluten diese zarten Theile, wenn sie durch fremde rauhe Körper, durch zu warme oder zu kalte Nahrungmittel, durch reizende Medicamente, u. s. w. verletzt und abgetrennt werden.

Die gesamten empfindlichen Theile der Mundhöhle werden ohnedies durch dergleichen Reizung, wie die des Ausbruches der Pemphigusblasen ist, in einen entzündlichen Zustand versetzt. Und weil durch den vermehrten ungewöhnlichen Zufluß von Säften in der Mundhöhle auch die Speicheldrüsen mit angegriffen werden, vermehrt sich ganz natürlich auch die Speichelsecretion, und es entsteht ein symptomatischer Speichelausfluß, die Zähne werden in ihren Höhlen locker, es wird der bekannte Salivationsgeruch erzeugt.

Die krampfhafte Zusammenschnürung des Schlundes, im Vereine mit dem schmerzhaften Zustande der Mundhöhle, wird zuweilen so bedenklich, daß der Kranke, während dieser traurigen Katastrophe, ganz und gar nichts hinunterschlingen konnte, sondern eine Zeitlang durch Klystiere von Fleischbrühe erhalten werden mußte *).

Gewöhnlich bleibt auch nach der Heilung lebenslängliche Heiserkeit zurück **).

In Fällen also, wo der Blasenausschlag lange Zeit ohne Intervallen fortdauert und dabei in großer Ausbreitung vorhanden ist, wo allerhand secundäre Leiden sich hinzugesellen, besonders das Lymph- und Drüsensystem heftig ergriffen ist, allgemeiner cachectischer und ödematöser Zustand überhand nimmt, anhaltende Schlaflosigkeit und hieraus folgende große Entkräftung und Abmagerung, nebst Zehrfieber sich einfinden; dann wird der Leidende endlich dem Grabe zugeführt.

Man sah beim innerlichen Blasenexanthem kleine Stückchen Fleisch und Hautfragmente durch den Stuhlgang abgehen ***).

Soviel von der Nosologie des Pemphigus im Allgemeinen. Jetzt noch einige Worte über dessen anderweitige Eintheilung.

Mehrere Schriftsteller distinguiren einen sogenannten hitzigen und einen chronischen Blasenausschlag.

---

*) Ferris, Abhandlung über die Milch. Leipzig, 1787. (p. 149.)

**) Uptom, in der Salzburger Zeitung. 1794. (IV. p. 20.)

***) Schroeck, appendix ad miscellanea curiosa ad Decur. III. an. V. et VI. p. 157.

Und unter diesen beiden Hauptclassen nennt man eine Unzahl von Varietäten. Endlich giebt es auch noch falschen oder unächten Blasenausschlag. Es sey mir vergönnt, dieselben in gedrängter Kürze etwas genauer zu examiniren.

Hitziger Blasenausschlag.

Der hitzige oder entzündliche Blasenausschlag, das sogenannte Blasenfieber, (Pemphigus acutus s. febrilis s. inflammatorius; Febris bullosa s. ampullacea s. vesicularis s. phlyctaenodes s. pemphigodes) kommt gewöhnlich als bloßes Reizfieber vor, das in der Regel sehr geschwind verläuft *), und selten länger als sieben, höchstens vierzehn Tage dauert: denn wenn die Blasen länger stehen bleiben, gehört der Ausschlag unter die Categorie des chronischen. Oder das Exanthem erscheint unter der Maske eines Wechselfiebers, mit gastrischem oder Gallenfieber, auch häufig mit Entzündungfieber verbunden, als secundäres Leiden nach dem Character der Hauptkrankheit verschiedentlich sich modificirend. Die Heftigkeit des Fiebers stehet mit dem Verhältnisse der größern oder geringern Ausbreitung des Exanthems sowohl, als der Individualität des Patienten, im genauesten Einklange. Schmerz und Brennen im Sta-

*) Bürger, in Rusts Magazin für die gesamte Heilkunde. XVII. Bd. 1. Hft. p. 183.

dium der Eruption ist weit geringer, als beim chronischen Blasenausschlage. Auch bleiben die Blasen stets kleiner, und erreichen höchstens die Größe einer Mandel oder Eichel.

Durch die Complication mit Faulfieber ist es möglich, daß das Exanthem ansteckend werden kann. Es ist dann auch nicht selten mit Petechien verbunden. Unter diesen Umständen werden die mit einem dunkelrothen Rande umgrenzten Blasen zuweilen brandig, und hinterlassen schwarzrothe Flecken und bösartigen Schorf.

Im Ganzen genommen ist das Blasenfieber wohl jedesmal symptomatisch, selten oder nie ist dasselbe critisch.

Vom Blasenausschlage der Neugebohrnen (Pemphigus connatus s. neonatorum) ist bereits früher ein Mehreres gesagt worden.

Chronischer Blasenausschlag.

Der chronische oder langwierige Blasenausschlag (Pemphigus chronicus s. apyretos s. latior s. major s. verus) soll laut der Definition der Systematiker weder vor, noch nach, noch während der Eruption, von eigenthümlichem Fieber begleitet seyn.

Die Blasen erscheinen weit unregelmäßiger, haben gewöhnlich die Größe von Taubeneiern und erreichen mitunter das bereits im Eingange bemerkte Volumen von Hühner- oder Gänseeiern, ja wohl von kleinen Kürbisfrüchten. Sie erregen sowohl vor als während dem Ausbruche heftige brennende Schmerzen. Auch verursachen die rohen Stellen, nach dem Verschwinden der Blasen, mancherlei Beschwerden. Die Eruption erscheint ferner gar häufig periodisch, z. B. des Nachts, oder beim Mondenwechsel, u. s. w. Die immer von neuem wiederkehrenden Ausbrüche des Exanthems dauern Monate, ja sogar Jahre fort, oder kehren nach langen Zwischenräumen häufig wieder. Auch brechen die Blasen nie gleichzeitig in ausgebreiteter Efflorescenz aus, sondern es entstehen neben den abblühenden und vertrocknenden immer neue Blasen.

Complicationen.

Man hat eine nicht unbedeutende Anzahl von Krankheitformen aufgestellt, mit denen vergesellschaftet der Blasenausschlag vorkommen soll und dadurch das ganze Wesen desselben gar sehr verwirrt. So beobachtete man denselben namentlich mit Entzündungfieber *) (Pemphigus inflammatorius) mit gastrischem **) (P. gastricus) und Gallenfieber ***) (P.

*) Vallot, im Recueil périodique de la société de médicine de Paris. Tom. IV. p. 292.

**) Christie, Sammlungen auserlesener Abhandlungen zum Gebrauche für practische Aerzte. XIII. B. p. 491.

***) Fink, de morbis biliosis anomalis. Francofurti, 1780. (p. 110.)

biliosus) mit Nervenfieber *) (P. nervosus), Faulfieber **) (P. putridus), Fleckfieber ***) (P. petechialis), Catarrhalfieber ****) (P. catarrhalis) und Wechselfieber †) (P. intermittens) gepaart. Ferner in Verbindung mit Krämpfen ††) (P. spasmodicus) und Convulsionen †††) (P. convulsivus), mit Hysterie und Hypochondrie ††††) (P. hystericus s.

---

deutsche Uebersetzung: Nürnberg, 1787. (p. 187.)

Salabert, in der Salzburger Zeitung. 1791. I. B. pag. 44. und Sammlung auserlesener Abhandlungen. XIII. p. 544.

*) Selle, Beiträge zur Natur- und Arzneiwissenschaft. Berlin, 1782. (I. p. 103.)

Vogel, Handbuch der practischen Arzneiwissenschaft. Stendal, 1788. (III. p. 281.)

**) Selle, rudimenta pyretologiae methodicae. Berolini, 1789. (p. 178)

***) a Castro, de febre maligna puncticulari. Pataviae, 1652. (§. 7.)

****) Delius, Amoenitates medicae circa casus medico-practicos haud vulgares. Quedlinburgae, 1745. (Dec. I. cas. 9.)

†) Piso, de morbis a serosa colluvie ortis. obs. 150.

††) Christie, in Duncans medicinischen Commentarien. V. Bd. 2. Dec.

†††) Frank, praxeos medicae universalis praecepta. P. I. Vol. II. p. 408.

††††) Feichtmayr, in Hufelands Journal d. pract. Heilkunde. II. p. 160. — X. B. 3. St. p. 97. — XX. Bd. pag. 62.

hypochondriacus) mit Gelbsucht *) (P. ictericius), Wassersucht **) (P. oedematosus s. hydropicus), Gicht und Podagra***) (P. arthriticus et podagricus), Scorbut ****) (P. scorbuticus), Scropheln *****) (P. scrophulosus) und andern Leiden des Glandularsystems; Parotidengeschwulst ******) (P. tonsilaris s. parotideus), Bräune †) (P. anginosus) Menschenblattern ††) (P. variolosus), Scharlach †††) (P. scarlatinus), Masern ††††) (P. morbillosus), Blatterrose †††††) (P. erysipelaceus), Friesel (P. miliaris)

*) Oswald, im Archiv der practischen Heilkunde für Schlesien. III. Bd. 1. St.

**) Leopold, im Commercio litterario Norimbergensi. Mai, 1731. (p. 145.)

***) Rudolph, in Hufelands Journal der practischen Heilkunde. October, 1820. (p. 75.)

****) Hoffmann, de affectu raro scorbutico pustulari. Schraub, Nachricht vom Scharbocke. Pesth, 1804.

*****) Struve, in Hufelands Journale. XI. B. 4. St.

******) Langhans, vid. Acta helvetica physico-medica. Basileae, 1751. (II. p. 260.)

†) Dickson, in den Sammlungen auserlesener Abhandlungen für practische Aerzte. XIII. p. 133.

††) Friese, Archiv der practischen Heilkunde für Schlesien. I. p. 347.

†††) Allioni, vom Ursprunge, Natur und Heilung des Friesels. Mühlhausen, 1785. (p. 45.)

††††) Gilibert, im Journal de médicine, chirurgie et pharmacie. Tom. XIII.

†††††) de la Bousse, ebendſ. Tom. XXIV. p. 178

und Nesselsucht *) (F. urticatus), Ruhr **) (P. dyssentericus) desgleichen fast mit allen Gattungen von Unterleibesentzündungen: Glossitis, Oesophagitis, Gastritis ***), Enteritis ****), Hepatitis *****) u. a. m. Endlich mit verschiedenen andern chronischen Exanthemen: Kopfgrind ******) (P. exanthematicus), Flechten †) (herpeticus) und Krätze ††)

Horn, Archiv für die medicinische Erfahrung. 1820. (II. p. 221.)

Krebs, medicinische Beobachtungen. Quedlinburg, 1784. (p. 47.)

*) Sydenham, opera omnia. Genevae, 1716. (p. 174.)

**) Rengger, im Schweizerischen Museum der Heilkunde. Zürich, 1794. (III. p. 102).

***) Robert, im Journal de médécine, chirurgie et pharmacie. Tom. XXIII.

****) Storch, im Commercio litterario Norimbergensi. 1732. (p. 194.)

*****) Frank, de curandis hominum morbis epitome. Manhemii, 1793. (III. p. 266.)

******) Metzler, in der Salzburger Zeitung. 1791. (IV. p. 28.)

†) Fischer, in Hufelands Journal. Februar, 1817. p. 36. — November, 1820. p. 75.

Hennig, in Horns Archiv für medicinische Erfahrung. 1822. (II. p. 415.)

Ranoe, vid. Acta societatis medicae Haffniensis. 1783. (III. p. 259. et IV. p. 92.)

††) Hebreart, im Journal de médécine, chirurgie et pharmacie. Tom. XXXXIII.

(P. psoricus). Am häufigsten jedoch mit Unregelmäßigkeiten der Monatsregeln *) (P. catamenialis) und den mannigfaltigen Affectionen der Nieren **) (P. nephricus s. renalis).

Die meisten der hier genannten sind wohl ganz zufällige Nebenkrankheiten, welche auf die Hauptkrankheit eigentlich gar keinen, oder einen nur höchst geringen, Einfluß haben.

Allerhand andere Varietäten des Blasenausschlages.

Ausser dem so eben aufgestellten Heere von Complicationen, welche noch bei weitem nicht alle begreifen, giebt es wieder eine Menge von Varietäten des Blasenausschlages und besondere Eintheilungen desselben, in Beziehung auf Localität, Alter und Individualität. Endlich wird diese Krankheitform auch rücksichtlich ihrer Dauer, ihres Characters, u. s. w. verschiedentlich klassificirt.

Thilenius, in Hufelands Journal. Mai, 1817. (p. 35.)

*) Freter, in Rusts Magazin für die gesamte Heilkunde. (XV. p. 342.)

**) Hirsch, in Markus Ephemeriden der Heilkunde. III. Bd. 4. Heft.

Holberg, in den neuen Abhandlungen der Akademie der Wissenschaften zu Stockholm. 1797. u. v. a.

Unter diesen Beziehungen findet man bei den einzelnen Schriftstellern einen besondern Blasenausschlag des behaarten Theiles des Kopfes (Pemphigus capitis), des Gesichts (P. faciei), des Halses (P. colli), der Augenlider (P. oculorum s. palpebrarum), der Ohren (P. aurium), in und auf der Nase (P. nasalis), auf den Lippen (P. oris s. labialis), der Zunge (P. lingualis), des Zahnfleisches (P. gingivalis), auf der Brust (P. pectoris s. mammalis), dem Unterleibe (P. abdominis), den Geschlechtstheilen (P. genitalium s. penis), den Armen und Beinen (P. extremitatum) oder lediglich auf den Fingern (P. digitorum) oder der halben Seite des Körpers (P. dimidiatus) u. a. m.

Ferner nennt man einen periodisch wiederkehrenden Blasenausschlag (P. periodicus), einen idiopatischen (P. idiopathicus), symptomatischen (P. symptomaticus), critischen (P. criticus). Einen gutartigen (P. benignus) und bösartigen (P. malignus), einen äusserlichen (P. externus) und innerlichen (P. internus), eine einzige Blase machenden (P. solitaris) oder allgemein verbreiteten (P. communis s. expansus), einfachen (P. simplex) oder zusammengesetzten (P. complicatus), am Tage ausbrechenden (P. diuturnus) oder blos des Nachts zum Vorscheine kommenden (P. vespertinus s. nocturnus) u. s. f.

Daß alle diese Eintheilungen, von denen mehrere Abarten zu der Hauptklasse des sogenannten falschen

Pemphigus gehören, eigentlich bloße Spielereien sind und zur Hauptsache nicht nur gar nichts beitragen, sondern sie vielmehr verwirren, überdies bei solchen subtilen Distinctionen der Eintheilung die Krankheit ohne Grund verweitläuftigt, in das Unendliche ausgedehnt und das Studium nur erschwert wird; bedarf nicht erst einer detaillirten Auseinandersetzung. Indessen zur Vollständigkeit des Geschichtlichen war diese kleine Einschaltung, wenigstens im Auszuge, durchaus nothwendig.

Unächter Blasenausschlag.

Ausser dem eigentlichen acuten oder chronischen Blasenausschlage giebt es auch noch einen unächten (P. spurius) mit mehrern Unterabtheilungen, welcher ebenfalls der Vollständigkeit wegen hier eine Stelle finden muß, von dem wir jedoch blos das Wesentliche in gedrängter Kürze berühren wollen, ohne uns auf eine erschöpfende Beschreibung jeder einzelnen Gattung einzulassen.

Die Blasen haben hier einen mehr oder weniger starken Entzündunghof, und erscheinen in der Regel nur einzeln, oder in geringer Anzahl, ohne die dem wahren Pemphigus eigene Prädisposition.

Folgende sind die wesentlichen Gattungen des unächten Blasenausschlages.

1. Die Giftblase.

Die **Giftblase** oder **Brandblase** (Pemphigus toxicus s. brasiliensis, Bullae toxicae.) Von scharfen ätzenden vegetabilischen, mineralischen und animalischen Flüssigkeiten, z. B. von dem frischen Safte des Giftbaums *) (Amyris toxifera), des Sumachbaumes **) (Rhus radicans), des Firnißbaumes ***) (Rhus Vernix), von dem frisch ausgepreßten Safte mehrerer Ranunkelgattungen, Euphorbien und Pulsatillen oder Anemonen, dem Kellerhalse ****), vom Zwiebelsafte, Knoblauchbollen †), den Brennnesseln, besonders der Urtica pilulifera et cannabina u. v. a. ingleichen von den spanischen Fliegen, sowohl äusser-

---

*) Märter, physikalische Arbeiten der einträchtigen Freunde zu Wien. 1786. (II. p. 74.)

**) Fontana, traité sur le venin de la vipére. Fiorenze, 1781. (II, p. 560.)

Gmelin, allgemeine Geschichte der Pflanzengifte. Nürnberg, 1803. (p. 371.)

Horsfield, diss. on the Rhus Vernix, radicans and glabrum in Pensylvania. Philadelphia, 1798.

***) Gleditsch, in Mémoires de l'academie des sciencis à Berlin, 1777.

Pornai, in Giornale per servaire alla storia ragionale della medicina. Venezia, 1783. (I. p. 83.)

****) Celinsky, im Berliner Jahrbuche für die Pharmacie. 1804. (p. 54.)

†) Mouton, im Journal de médicine. Tom. 43. p. 41. sah den Blasenausschlag vom Bisse eines Hundes und nach der unzeitigen Anwendung äusserlicher Reizmittel entstehen. Ich selbst beobachtete denselben nach der

lich applicirt, als innerlich genommen *), von zerquetschten Raupen, Mehlthau, Mückenstichen, giftigen Schlangen **) und Ottern, Krötenpisse u. dgl. endlich auch von Salzlacke, Seifensiederlauge, Brechweinsteinsalbe oder Solution, kochenden Flüssigkeiten, siedend heißen Breien oder Speisen, vom Arsenikstaube, von der heftigen Einwirkung der Sonnenstrahlen, von Reibung, Quetschung, starkem Drucke u. s. w. entstehen mehr oder weniger große, unregelmäßige, mit heller durchsichtiger seröser Lymphe angefüllte Blasen auf rothem Grunde, mit weit verbreiteter Röthe umgeben.

Es scheint, als ob das Hautgebilde mehrerer Menschen unempfänglich für dergleichen giftige Reize sich erweise, weil, die Canthariden und siedende Flüssigkeiten ausgenommen, deren Effect zu anhaltend und

---

Einreibung der Sapo terebinthinatus, das einemal bei einer Dame auf dem linken Mittelfuße, das anderemal bei einem Tischler am linken Arme. In beiden Fällen concurrirte zugleich enorme Entzündung und Anschwellung des befangenen Theils, welche drei Tage anhielt und mich in nicht geringe Besorgniß versetzte.

*) Forster, diss. cantharidum historiam naturalem, chemicam et medicam exhibens. Lugd. Batav, 1775.

Engel, de explicandis generalioribus vesicantium effectibus. Halae, 1774.

**) Bougeant, observations curieuses sur la physique. Tom. I.

Wagner, in Heckers litterarischen Annalen. Juli, 1825. (p. 272.)

durchdringend ist, sehr Viele keine sonderlich nachtheilige Wirkung von dergleichen Reizen verspüren *). Dagegen wieder andere Menschen mit einem äusserst empfindlichen Hautorgane begabt sind, so daß das allergeringste scharfe Ingredienz fast augenblickliche Röthe der Haut und Blasenausschlag zur Folge hat **).

2. Blatterblase.

Die Blatterblase (Pemphigus variolodes, Variolae nothae, Varicellae). Eine Art kleine regelmäßige erbsengroße Pocken, welche häufig vor Blatternepidemieen, oder zugleich mit den natürlichen Blattern, oder hinterher grassiren, ein und dasselbe Individuum mehrere male befallen und auch Vaccinirte nicht verschonen. Ihr Sitz ist ebenfalls zwischen der

---

*) Alibert, matière médicale. Tom. I. p. 450.
Kalm, Reise nach dem nördlichen Amerika. Stockholm, 1754. (II. p. 319.)

**) Orfila, allgemeine Toxikologie oder Giftkunde. Berlin, 1818. (III. p. 47.)
Schkuhr, botanisches Handbuch. Wittenberg, 1791. (I. p. 236.) Der Gärtner Türpe im botanischen Garten zu Wittenberg beschäftigte sich stundenlang ohne allen Nachtheil für seine Gesundheit mit dem Giftbaume, schnitt Sprößlinge ab und nahm die Messerklinge, womit er dies verrichtet, in den Mund zwischen die Lippen, während sein ihm adjungirter Sohn dem Baume gar nicht nahen durfte, weil auf eine unglaubliche Weise sein ganzer Körper aufschwoll.

Epidermis und der Lederhaut, und die entleerten Blatterblasen lassen durchaus weder eine Erhöhung, noch eine Vertiefung bemerken,

Sie dauern gewöhnlich drei bis sieben Tage, es kommen immer neue Blasen nach. Ohne Ordnung und ohne vorgängiges Brennen der Ausschlagstellen, nach geringen Vorläufern, brechen sie gewöhnlich binnen vierundzwanzig Stunden aus, füllen sich innerhalb sechsunddreißig Stunden und vertrocknen nach zwei oder drei Tagen. Gewöhnlich mangeln alle fieberhafte Anfälle, höchstens beobachtet man ein gelindes ephemeres Fieber.

Die Eruption findet meist zuerst auf dem Rücken oder den Extremitäten statt, öfters aber auch an allen Theilen des Körpers zugleich. Nur in seltenen Fällen sind sie sehr copiös und zusammenfließend. Die runde dünne Schorfkruste fällt bald ab, und läßt gewöhnlich kleine bald vergehende rothe Flecken, selten kleine flache Narben, zurück. Beinahe nie artet die Blatterblase in Geschwüre aus. Eben so wenig folgen Nachkrankheiten.

3. Blasenschanker.

Der Blasenschanker (Pemphigus venereus, Bullae crystallinae) repräsentirt einzeln stehende Blasen von verschiedener Größe, welche zwar am ganzen Körper, vorzugsweise jedoch an der Eichel des männlichen Zeugungsgliedes vorkommen, eine dünne helle, durchsichtige, zuweilen aber auch dicke, trübe, gelbe oder röthliche, scharfe Lymphe enthalten. Sie kommen und verschwinden plötzlich, gerathen öfters in Suppuration, und verursachen alsdann Jucken und Schmerzen.

4. Nachtblatter.

Unter Nachtblattern (Pemphigus nocturnus, Epinyctis, Perinyctis) verstehet man transparente, weiße, bleifarbige, dunkelrothe oder schwarze, mit starker Röthe umgebene Blasen, von der Größe einer Erbse, bis zum Volumen einer Bohne, die nach Fieberzufällen bei nächtlicher Weile, vorzüglich an den untern Extremitäten, bald einzeln bald zahlreich ausbrechen, heftige brennende Schmerzen verursachen, die mit dem nahenden Morgen verschwinden, und eine durchsichtige, blaulicht graue oder schwärzlichte scharfe Feuchtigkeit enthalten, die im weitern Verlaufe schleimig oder eiterartig sich gestaltet, sehr bald zusammenfallen, binnen wenigen Tagen eintrocknen, sich in Schuppen ablösen und Narben zurücklassen.

5. Pestblase.

Die Pestblase (Pemphigus pestilentialis s. Carbunculus) ist eine kleine, aber äusserst schmerzhafte Blase, ohne rothe Umgrenzung, mit gelblichter oder blutiger, auch wohl schwärzlichter, Feuchtigkeit angefüllt, welche an verschiedenen äussern Theilen des Körpers, am liebsten an den weiblichen Brüsten, zum Vorscheine kommt. Am zweiten Tage umgiebt sie eine rothe, erhabene Fläche, die gegen die Mitte einsinkt. Allmählich wächst die Blase zur Größe einer Haselnuß bis zur Peripherie eines Gänseeies. Nach 36 bis 72 Stunden berstet sie, und erzeugt einen schwarzen Brandfleck, der mit jedem Tage, sowohl im Umkreise, als in die Tiefe, weiter greift. Mit ihm nimmt der rothe Rand zu, bis endlich die entstehende Eiterung den getödteten Schorf abscheidet.

6. Brandborke.

Die sogenannte ungarische Brandborke oder Pokolvar (Pemphigus hungaricus s. gangraenosus) ist eine Linsen- bis Haselnußgroße Blase, mit weißgelber, röthlichter, bläulichter oder aschgrauer, endlich aber vollkommen schwarzer Feuchtigkeit, mit mehr oder weniger rothem Hofe, die nach mehrern gastrischen Symptomen, von gelinden Fieberanfällen begleitet, ausbricht. Ihre Vorläufer sind ein gelindes, nicht unangenehmes Jucken. Bald darauf aber folgt schmerzhaftes Brennen, nach wenigen Stunden heftiges Fieber, Anschwellung, Brand und der Kranke stirbt häufig binnen vierundzwanzig Stunden, spätestens in drei oder vier Tagen.

Welche Krankheiten unter dem Namen Schweizerblasen (Pemphigus helveticus), persischer Blasenausschlag (P. persicus) oder Feldblattern (P. campestris) eigentlich zu verstehen sind, kann ich mit Gewißheit nicht bestimmen.

7. Blutblase.

Die Blutblase (Pemphigus sanguineus) ist ein Extravasat des Blutes, eben sowohl von äussern Ursachen, Quetschungen, u. dgl. erzeugt, als von innern Veranlassungen entstehend. Sie ist bekannt genug, und bedarf keiner weitern Beschreibung.

So viel über die Eintheilung des Blasenausschlages. Es ist jedoch keine einzige der hier aufgestellten Kriterien für die Hauptdistinction in acuten und chronischen gnügend und haltbar, weil die Differenz lediglich eine zufällige ist, deren Grenzlinien sich schlechterdings nicht scharf ziehen lassen; und weshalb folglich diese Unterscheidung in Nichts zerfällt.

Ueberhaupt können wohl weder die Vorläufer einer Krankheit, noch die leichtere oder langwierigere Beseitigung ihrer Symptome, noch zufällig dieselbe begleitende Nebenübel, noch sonstige unwesentliche Umstände, einen distincten Unterschied zwischen zween sich übrigens völlig gleichen Krankheitformen abgeben.

Noch weit weniger geeignet für eine gekünstelte Klassification ist der Blasenausschlag, da selbiger entweder eine mehr oder weniger zufällig concurrirende Nebenkrankheit ist, oder umgekehrt ein secundäres Leiden sich zu ihm gesellt.

Alle dergleichen Subtilitäten nützen zu nichts weiter, als die Nomenclatur zu verweitläuftigen und die Begriffe zu verwirren, leisten aber durchaus nichts Reelles für die Sache selbst.

Obschon einige der Aeltern *) des Blasenausschlages mehr als eines Symptomes gedenken, als daß demselben als selbstständiger Krankheit unter den übrigen Exanthemen eine Stelle zuerkannt worden wäre; so ist derselbe bis auf unsere Zeiten doch immer eine der seltener vorkommenden Krankheiten geblieben.

Zufolge der in neuern Zeiten gemachten sorgfältigen Beobachtungen und Erfahrungen rationeller Aerzte, welche Gelegenheit hatten, diese im Getriebe der Praxis nicht eben so gar häufig sich vorfindende Krankheit zu behandeln, ist der Blasenausschlag seiner Natur nach wohl durchaus mehr ein rein chronisches Uebel, dessen erstes Beginnen, während seines Ausbruches, jedoch größtentheils von Fiebersymptomen begleitet ist, welche nach vollkommener Entwickelung des Exanthems wieder verschwinden, bei jeder neuern,

---

*) Morton, opera medica. Genevae, 1727. (p. 163.)
Planque, bibliothéque choisie de médécine. Tom. VII. p. 557.
Spindler, observationum medicarum Centur. Francofurti, 1691. (p. 165.)
Zacutus, opera. Lugduni, 1694. (Lib. III. obs. 16. Febris esserosa.)

nach längeren oder kürzeren Zeiträumen wieder eintretenden, Eruption aber sich auch wieder einstellen: eben so, wie dies der Fall bei der Krätze und mehrern chronischen Hautausschlägen der Fall ist.

Auch sind die Blasen selbst in Hinsicht ihrer Form und Größe keinesweges so constant, wie sie in der Nosologie des acuten und chronischen Pemphigus angegeben worden: denn bei einem zum Fieberhaften sich hinneigenden kommen mitunter die Blasen von beträchtlichem Volumen vor; während gegentheils bei der langwierigsten Art sich lauter kleine Blasen erzeugen.

Schon aus dem Grunde kann der Blasenausschlag in der Reihe der rein acuten Exantheme keine Stelle einnehmen, da sein Befallen die Receptivität des Organismus für neue Ansteckung dieser Krankheitform keinesweges aufhebt, wie dies doch in der Regel bei den Blattern, Masern, Rötheln, u. a. m. der Fall ist, sondern vielmehr ein und dasselbe Individuum zum öftern befällt und gewöhnlich eine Reihe von Jahren fortdauert.

Die Erfahrung lehrt, daß jedes Fieber, je länger es dauert, sich in demselben Verhältnisse immer mehr und mehr vermindert, als es bei seinem Beginnen an Heftigkeit gesteigert worden; während chronische Uebel durch die Länge der Zeit und der Dauer immer bösartiger sich gestalten. Auch beim Blasenausschlage ist der Charakter des denselben begleitenden Fiebers beim ersten Ausbruche der Paroxismen heftiger, als in den nachfolgenden, wo bei langwieriger Dauer der Krankheit von Zeit zu Zeit neue Eruptionen erfolgen, deren Natur weit weniger febrilisch ist. Man kann daher annehmen, daß jeder Anfall des Blasenausschlages als acute Krankheit beginnt und erst in der Folge den chronischen Charakter annimmt.

Auch ist die Ansicht einiger scharfsinniger Beobachter keinesweges verwerflich, welche dem Blasenausschlage, wie dies beim Kindbetterinnenfieber der Fall ist, über dessen Existenz und Wesen seit Jahren so viel vergeblich disputirt worden, gar keinen Platz in den Reihen der Krankheiten gestatten, sondern ihn lediglich für bloßes Symptom gehalten wissen wollen.

Ich selber hatte, in dem Zeitraume zweier Decennien, siebenmal Gelegenheit, Pemphiguskranke ärztlich zu behandeln. In allen sieben Fällen kam das Exanthem, kleine Nebenumstände abgerechnet, in seiner größten Reinheit vor, und jedesmal war die Krankheit mit Nierensteinen vergesellschaftet.

Sobald aber die Hauptkrankheit gehoben, d. h. die steinigen Concremente aus den Nieren fortgeschaft waren, und die Urinsecretion und Excretion ihren freien ungestörten Fortgang hatte, verschwand auch sofort der Blasenausschlag. Und umgekehrt, so wie neue Stockungen im uropoëtischen Systeme stattfanden, erschien auch sogleich der Blasenausschlag.

Nach diesen Prämissen wäre demnach der Pemphigus nichts anderes, als das Barometer vorhandener Nierensteine, eine rein metastatische Ablagerung des Urins auf das Hautorgan, welcher letztere durch die in den Nieren befindlichen heterogenen Gebilde behindert wird, seinen Ausgang aus dem Körper auf naturgemäßem Wege zu nehmen und daher auf obigem Wege dies thut; eben so wie die Milch in den weiblichen Brüsten sich metastatisch auf innere Organe, oder auf äussere Theile des Körpers, ablagert und unter günstigen Auspicien, bei kluger Behandlung, wieder in ihren ursprünglichen Aufenthalt zurück gelockt wird.

Indessen so viele Wahrscheinlichkeit diese Hypothese für sich hat, so hält sie demohngeachtet auf dem Probiersteine der Erfahrung nicht Stand. Der Blasenausschlag ist weder Symptom, noch Metastase, sondern allerdings eine selbstständige Krankheitform, deren Quellen wir mit authentischer Gewißheit kennen. Es müßten ja sonst alle, oder doch wenigstens sehr viele, Steinkranke vom Blasenausschlage heimgesucht werden, was jedoch der Fall durchaus nicht ist. Denn nirgend findet man wohl, selbst die Rheingegenden nicht ausgenommen, so eine zahllose Menge von Steinkranken, als im russischen Reiche und namentlich in den beiden Hauptstädten, besonders in Moskau, welcher Ort ganz natürlich der Mittelpunct oder Sammelplatz aller wichtigern Patienten eines Umkreises von mehrern hundert Meilen ist; eben so wie dies in den deutschen Gauen Berlin, München, Wien, Dresden, u. a. m. sind *). Und doch ist mir in den Jahren 1804 bis 1810, wo ich meinen wesentlichen Aufenthalt in Moskau hatte, und wo ich nicht nur mit sämtlichen dortigen durch Ruf ausgezeichneten deutschen Aerzten in genauer Berührung stand, sondern auch in allen großen öffentlichen Heilanstalten, dem Kaiserl. Findelhause, dem großen Militairhospitale von zweitausend Betten, dem Kaiserlichen Armenhause dem Galizinschen, Demidowschen, Scheremetiewschen und

*) Ein gewisser Benedictow in Moskau, welcher sich lediglich mit der Operation des Steinschnittes beschäftigte und früher wohl der Einzige dieser Art war, versicherte mich, als ich dessen Bekanntschaft im Jahre 1804 machte, daß er in seiner langjährigen Praxis — relata refero — mit eigener Hand 32,000 Steinkranke, eine ganze Armee, operirt habe, was auch allgemein in Moskau bekannte Sache war. Ich will jedoch mein Gewissen zugleich feierlichst verwahrt haben, daß ich hier blos Gehörtes nach erzähle. Aber auf Wahrheit beruhet es, daß derselbe in manchem Vormittage an mehrern Personen den Steinschnitt verrichtet hat, und ein eigenes Privathospital für dergleichen Patienten unterhielt. Auch besaß er einige sehr ansehnliche Kisten voll ausgezogener Harnblasensteine, aller nur möglichen Gattungen. Und schwerlich hat er die Steine aller durch ihn operirten Kranken behalten, weil man dergleichen doch gern als merkwürdiges Andenken an die ausgestandenen Leiden aufbewahrt.

Marienhospitale, deren jedes ein oder zweihundert Betten, ohne die ambulatorischen Kranken, begreift, u. a. m. freien Zutritt hatte, auch nicht ein einziger Pemphiguskranker vorgekommen.

Wollte man also den Blasenausschlag als specifische Krankheit nicht passiren lassen, so müßten das Nesselfriesel, was so häufig nach Erkältung bei rauhem Herbstwinde, ingleichen nach dem Genusse von Flußkrebsen, welche eben die Eier bei sich tragen, bei Personen, deren Hautorgan sehr empfindlich ist, oder eine characteristische Neigung für dieses Exanthem besitzen, beinahe augenblicklich ausbricht, ferner die Gesichtsblatterrose und Frieselausschläge, zu denen viele Menschen auf eine ganz eigene Art incliniren, u. a. m. für bloße Symptome gelten.

Eine primäre Ursache liegt jeder Hautkrankheit zum Grunde, jede ist das Resultat specifischer Erregungpotenzen, und namentlich sind alle und jede Exantheme lediglich das in die äussern Sinne fallende, auf der Hautoberfläche nach bestimmten Regeln sich gestaltende und verhaltende, sichtbare Gebilde eines innerlichen wesentlichen Krankheitstoffes.

Aetiologie.

Es läßt sich wohl mit ziemlicher Gewißheit annehmen, daß der Blasenausschlag zunächst auf einem entzündlichen Zustande des Hautorgans beruht, und daß der Sitz der Entzündung vorzugsweise in den

serösen

serösen Endigungen des Capillargefäßesystems zu suchen ist.

Was die entferntern und unwandelbaren Ursachen betrift, welche der Entstehung des Blasenausschlages zum Grunde liegen, so schweben wir hierüber noch immer in Ungewißheit, und die besten Nosologen haben seit Wichmanns ersten genauern Beobachtungen dieses Exanthems ein Mehreres nicht ausgemittelt, als daß kein eigentlicher specifischer Krankheitstoff ihm zum Grunde liege, sondern daß selbiges seinen Ursprung aus den Nieren ableite, welche gleich andern Unterleibseingeweiden durch Obstruction, Infarcten, Krampf der Gefäße, u. s. w. krankhaft afficirt werden, wodurch die naturgemäße Absonderung und Ausleerung des Urins gestört oder gehemmt, der Urin selbst hinsichtlich seiner qualitativen Mischung fehlerhaft geändert, und zufolge der zwischen dem Hautorgane und den Nieren obwaltenden Sympathie auf die Oberfläche der Hautbedeckung getrieben wird, wo sich alsdann die seröse Lymphe in der Form oder Hülle von Blasen ablagert.

Der Blasenausschlag ist daher offenbar ein symptomatisches Exanthem, von einer bestimten krankhaften Disposition der Nieren, als des harnabsondernden Systems, vorzugsweise bei Individuen, deren Hautorgan eine eigenthümliche Empfänglichkeit für die Ausbildung desselben besitzt, erzeugt.

Unwandelbar bleibt die Erscheinung, daß kürzere oder längere Zeit vor dem Ausbruche der Blasen alle Zufälle einer gestörten Harnabsonderung ganz eminent vorhanden sind, gewöhnlich auch nach der Eruption noch fortdauern, und bisweilen in antagonistischer Beziehung zu dem ausgebildeten Exanthem stehen. War folglich die Urinsecretion ungehemmt, so verschwanden auch sofort die Blasen; kehrten diese aber wieder zurück, so erschien auch alsbald der Urin sparsam, mit reichlichem Sedimente, dabei Schleim, Gries oder Steinfragmente enthaltend und mehr oder minder übelriechend.

In den sieben Fällen dieser Art, welche sich im Laufe meiner ärztlichen Praxis mir darboten, und von denen ich in vorliegenden Blättern die speciellere Krankengeschichte der zuletzt behandelten Patientin deduciren werde, erschien der Blasenausschlag in größter Reinheit und Unvermischtheit, und es bewährte sich dieser Erfahrungsatz durchaus.

Sämtliche sieben Kranke waren weiblichen Geschlechts und unverehelicht, alle zwar sehr arm und aus der untersten Volksklasse, mit kärglicher und magerer Kost sich nährend, rücksichtlich ihrer Bekleidung äusserst beschränkt, ja selbst zur Winterszeit ein Bette und warme Decken missend, dabei nicht selten an dem nöthigen Feuermateriale Mangel leidend; dessenohngeachtet aber insgesamt von starker, vollsaftiger, muskulöser Körperstructur und scheinbar strotzender Gesundheitfülle.

Alle diese sieben Individuen laborirten nicht nur an bedeutenden Fehlern in der Oekonomie der Harnsecretion, sondern zugleich an eminenten Anomalieen im Gefäßesystem, wie nicht minder an großen Unreinigkeiten und Verschleimung des Darmkanals.

Osiander stellt die Vermuthung auf, daß ein Ueberschuß von Phosphorsäure in der thierischen Oekonomie Anlaß zu Entstehung und Ausbildung des Blasenausschlages gebe *), welcher Meinung auch Haase ist, der ihn bei einer von ihm selbst behandelten Kranken nach dem unzeitigen Gebrauche der Phosphorsäure entstehen sah **).

Nämlich durch ein Ueberwiegen der freien überschüssigen Phosphorsäure in der Säftemasse des Organismus, die meist in einer relativ unvollkommenen oder aufgehobenen Ausscheidung phosphorsaurer Salze durch den Urin bei Stein- und Nierenkranken begründet ist, und vielleicht selbst zugleich die erregende Ursache abgiebt, daß die Pemphigusblasen nicht blos auf der Hautoberfläche, sondern auch häufig in den serösen Membranen innerer Organe, zum Vorscheine

*) Osiander, Denkwürdigkeiten für die Heilkunde und Geburthülfe. Göttingen, 1794. (I. p. 416.)

**) Haase, über den chronischen Blasenausschlag. In der Zeitschrift für Natur- und Heilkunde. Dresden, 1820. (I. p. 362.)

kommen, mischt ein chemischer Moment, eine sogenannte Dyskrasie, eine Säfteveränderung sich ein, welche als erregende Ursache zu genannter Krankheit disponirt und mittels ihrer oxydirenden Kraft zunächst das Exanthem hervorruft.

Der Beleg für die aufgestellte Behauptung ist, daß die meisten Heilmittel, welche bis jetzt gegen den Blasenausschlag noch das Reellste geleistet haben, durchaus der Klasse der kräftigern desoxydirenden angehören.

Endlich entstehet, zufolge den Beobachtungen und Erfahrungen mehrerer gefeierter Heilkünstler, der Blasenausschlag auch sehr häufig nach metastatischem Zurücktreten mehrerer flüchtiger Exantheme, als z. B. der Flechten, deren oft plötzliches Erscheinen auf der Oberhaut fast immer auf fehlerhafte Mischung der Blutmasse und auf unterdrückte Harnabsonderung begründet ist; ingleichen des Krätzausschlages, dem gewöhnlich Unreinlichkeit, schlechte Nahrung und Dyskrasie zum Grunde liegt: denn bekanntlich entstehen sowohl die beiden hier genannten, als auch verschiedene andere chronische Ausschlagskrankheiten, gern in Fällen, wo die Secretion und Excretion der Stickstoff und Ammonium haltigen und phosphorsauren Harnsalze gestört und gehemmt ist.

Ein durch das plötzliche Zurücktreten solcher Exantheme, die sich durch den Urin nicht critisch entscheiden können, erzeugter Blasenausschlag ist auch jederzeit weit leichter zu beseitigen, da derselbe lediglich als ein Product der Flechten- oder Krätzmetastase zu betrachten ist, und durch Wiederhervorrufung der genannten Hautausschläge entfernt wird, als ein aus Fundamentalblasen entstehender.

Gilibert beschreibt in seiner Eingangs angezeigten Monographie einen Fall, wo ein auf der Jagd stark erhitzter junger Mann vom Schweisse triefend mehrere male bis an die Knie in's Wasser gegangen war; welche heftige Erkältung den sofortigen Ausbruch des Blasenausschlages zur Folge hatte.

Markus hat einen merkwürdigen Fall aufgezeichnet, wo ein übrigens völlig gesunder Mann, in Folge einer äusserlichen Vergiftung durch Arsenikstaub, wie auch bereits erwähnt worden, vom Blasenausschlage befallen wurde *). Auch haben Andere dieselbe Beobachtung gemacht, daß der Arsenik, auf die Oberhaut applicirt, rosenartige Entzündung und frieselartigen Ausschlag zur Folge gehabt hat **).

Höchst wahrscheinlich wirkt der Arsenik, als scharfes corrodirendes Gift, bei vorhandener disponirender peculiärer Inclination des Hautorgans für den Bla-

*) Markus, Entwurf einer speciellen Therapie. Nürnberg, 1812. (III. p. 386.) — Salzburgsche Zeitung. 1813. II. p. 284.

**) Orfila, allgemeine Toxikologie oder Giftkunde. Berlin, 1818. (I. p. 180 und 184.)

senausschlag, vermöge seines Reizes eben so, wie der Saft des Giftbaums.

Der Heros von Deutschlands Aerzten, der würdige Hufeland, ist der Meinung, daß zwischen dem Pemphigus und dem Zoster eine unverkennbare Aehnlichkeit und Verwandtschaft stattfinde, weil beide Exantheme mit erysipelatöser Entzündung vergesellschaftet sind *). Daher wird auch der Zoster von mehrern Schriftstellern unter den Unterarten des Blasenausschlages mit aufgeführt, was auch wohl sehr consequent ist, da derselbe für nichts weiter, als ein an bestimmter Stätte sich erzeugender Pemphigus, zu betrachten.

Die bei rein chronischen Pemphiguskranken häufig vorkommenden disponirenden Ursachen: Dürftigkeit, Unreinlichkeit, Strapatzen, u. a. m. sind wohl lediglich als Motive zu betrachten, die auf Individualität beruhen, und die allgemeine Hautdecke gleichsam in den Zustand versetzen, daß sich dergleichen Exantheme darauf erzeugen und ausbilden können.

Prognose.

Es ist Sache der Erfahrung, daß Personen, welche einmal vom Blasenausschlage ergriffen worden, den

---

*) Hufeland, System der practischen Heilkunde. Jena, 1805. (II. p. 225.)

Wichmann in seiner Diagnostik hat eine vergleichende Verwandtschafttabelle des Blasenausschlages mit verschiedenen andern Exanthemen aufgestellt.

Anfällen dieses Exanthems aufs neue und zu wiederholten malen unterworfen sind, ja vielleicht für ihre ganze Lebenszeit sich nicht für gänzlich befreit von diesem Uebel halten können, wenn auch jahrelange Remissionen eintreten sollten: weil die Quellen desselben, Anomalie in der Urinabsonderung, welche so wesentlich zur Entstehung des Blasenausschlages Anlaß giebt, gewöhnlich nur in äusserst seltenen Fällen beseitigt werden können.

Folglich bleibt der Blasenausschlag immer eine sehr bedenkliche Krankheit, weil sie so häufige Recidive macht, und man bei einmal vorhandener Disposition in steter Ungewißheit schwebt, daß das Exanthem nach Jahren wieder von neuem zum Vorscheine kommen kann.

Wo der Blasenausschlag in rein chronischer Form erscheint, ist derselbe zwar weit minder bedenklich und, die mancherlei durch ihn veranlaßten Beschwerden abgerechnet, völlig gefahrlos, da namentlich von ihm bis jetzt niemals eigentliche Metastasen beobachtet worden sind, und auch wohl nicht beobachtet werden können, da er selbst ursprünglich für ein metastatisches Gebilde der unterdrückten Harnsecretion zu achten ist.

Allein der Blasenausschlag ist und bleibt immer ein äusserst langwieriges Exanthem, was überdies in Betrachtung seiner Veränderlichkeit in der Wahl des Standpunctes fast einzig in seiner Art ist, da er mit wandelbarer Laune bald hier bald dort erscheint, bald auf der Hautoberfläche sich ausbreitet, bald auf innern Organen sich festsetzt und öfters Jahre lang allen Bemühungen der Aerzte hartnäckigsten Widerstand leistet. Ja man kennt wohl wenig Beispiele, daß ein reiner vollkommener Pemphigus wirklich radikal geheilt worden. In wiefern ich dieses schwierige Problem zu lösen glücklich gewesen, möge der am Schlusse beigefügte interessante Fall dokumentiren.

Je größer die Anzahl, der Umfang und die Ausbreitung der Blasen über den Körper ist, je längere Zeit der Ausschlag bereits gedauert hat, je bedenklicher die ihn begleitenden Nebenumstände sind und je schwächer und hinfälliger der Organismus des Kranken ist; desto größer ist natürlich auch die Gefahr, welche die Krankheit drohet.

Am wenigsten bedenklich, bei acuter Form der Krankheit, ist die Verbindung des Blasenausschlages mit Wechselfiebern, besonders wenn letzteres nach stattgefundener Eruption des Exanthems wieder verschwindet. Ist aber der Character des den Blasenausschlag begleitenden Fiebers mehr entzündlicher Art, gastrischer oder gallichter Natur; dann kann der Ausgang der Krankheit, unter gewissen Bedingungen, allerdings ernsthaft werden.

Sobald aber Nervenfieber, oder gar Faulfieber, den Ausbruch des Ausschlages begleiten und während der ganzen Dauer desselben unwandelbar bestehen; wenn Gelbsucht, Scorbut, Scropheln, Bräune, Ruhr,

u. s. w. sich hinzugesellen: dann freilich wird die Prognose immer bedenklicher.

Bei Complicationen, wo große Störungen von Seiten der Ernährung und Verdauung, der Secretionen und Excretionen, obwalten, wo Disharmonie im Gefäßesysteme und Anomalie des Lymphsystems concurrirt; ist dem Patienten ebenfalls kein günstiges Prognostikon zu stellen.

Am allerbedenklichsten ist die Prognose, wo der Blasenausschlag sich auf innere und edlere Theile fortpflanzt, wie bereits früher bemerkt worden; wo die Mundhöhle mit Blasen übersäet ist, oder letztere sich gar durch den Schlund bis in den Magen und Darmkanal fortpflanzen. Denn es gehet schon aus der Natur der Sache hervor, daß der Reiz der Pemphigusblasen Entzündung jener zartgebauten Theile erregen, typhöses Fieber erzeugen und zuletzt Brand und Tod herbeiführen muß.

Bei der am häufigsten vorkommenden Complication des Blasenausschlages mit Nierenaffectionen ist es wohl ein höchst seltener Fall, daß nicht Recidive eintreten sollten: weil selbst bei dem consequentesten Heilplane, bei der sorglichsten Aufmerksamkeit des Arztes, bei der besten Behandlung von Seiten der Krankenpflege und bei der pünctlichsten Folgsamkeit des Patienten die Hauptquelle nicht verstopft werden kann, und bei Ueberhandnehmung gastrischer Cruditäten, bei neuer Ansammlung von Nierensteinen, bei momentaner Erregtheit des Gefäßesystems u. s. w. alle hier genannten Gelegenheitursachen auch gewöhnlich neue Ausbrüche des Exanthems zur Folge haben.

Heilmittel.

Was die Heilmethode anlangt, so ist diese bis auf den heutigen Tag noch sehr schwankend. Da so viele individuelle Formen des Blasenausschlages vorkommen, richtet sich auch ganz natürlich die Heilung nach den Nebenkrankheiten. Es wäre überflüssig, alle die Mittel der Reihe nach aufzuzählen, deren Anwendung jede einzelne Complication heischt. Wir begnügen uns daher, im Auszuge ganz kurz die Mittel namhaft zu machen, welche im Allgemeinen gegen die am häufigsten vorkommenden Formen des Blasenausschlages empfohlen worden, und sich als wirksam erwiesen haben.

Die Hauptindication für jeden denkenden rationellen Arzt ist, die erregenden Krankheitpotenzen auszumitteln und zu beseitigen.

Im Ganzen genommen ist die Behandlung des Blasenausschlages bis jetzt freilich ziemlich empirisch geblieben. Ohne hinreichende Indicationen und ohne wesentlichen Effect sind eine Menge von Mitteln in Vorschlag gebracht worden, die auf dem Probiersteine der Erfahrung nicht Stand gehalten haben, und von denen mehrere geradezu höchst inconsequent sind.

Ich meines Theils bin der festesten Meinung, welche sich auch durch die Erfahrung anderer Aerzte sowohl, als der eigenen, bestätigt, daß die primäre Ursache des Blasenausschlages, wo dieser in seiner reinsten Form sich ausbildet, jederzeit und unabänderlich in qualitativen Abnormitäten der Harnabsonderung in den Nieren bestehet, schon ihrer Natur nach mit Unordnungen im Gefäßesysteme verbunden; die secundäre aber eine eigenthümliche Disposition des Hautorgans, welche die Ausbildung des Exanthems möglich macht, ist. Viele Complicationen sind unter dieser Categorie mit begriffen, noch mehrere aber blos zufällig. Und nach diesen Ansichten, nicht auf Hypothesen am Schreibepulte begründet, sondern aus dem practischen Leben gegriffen, werde ich mich bestreben, die Heilmethode des Blasenausschlages zu entwickeln.

Im Allgemeinen haben bis jetzt die kräftigern desoxydirenden Arzneien noch immer das Meiste geleistet. Weil aber häufig Fehler in den Unterleibseingeweiden, Obstruction, Infarcten, Verschleimung, Wurmreiz, u. a. m. hierbei concurriren, so sind folglich diese Nebenreize durch paßliche Mittel zuvörderst zu beseitigen.

Man thut daher wohl, die Cur mit gelinde abführenden kühlenden Arzneien nicht nur zu beginnen, sondern mit deren Anwendung auch im Verlaufe der Krankheit von Zeit zu Zeit fortzufahren.

Von vorzüglichem Nutzen sind hierbei Neutral- und Mittelsalze, luftsaure Mineralwässer, besonders der Wildunger Brunnen *); antiscorbutische frische Kräutersäfte; Manna, oder statt dessen Honig, welcher dasselbe bewirkt, entweder allein, oder mit Seife; ausgepreßte fette Oele von Leinsaamen, Schlafmohn, Oliven, Wallnüssen, Buchenkernen, Mandeln, u. a. m. welche insgesamt von gleichem Effecte, dabei weit consequenter und auch viel wohlfeiler sind, als das so theure, beinahe immer ranzige, und folglich sogar schädliche, Ricinusöl **).

Nächst den evakuirenden Arzneien sind Blutentleerungen, sowohl allgemeine als topische, Blutegel und Schröpfköpfe, zu Beseitigung der Vollblütigkeit und des Entzündungzustandes, jederzeit von entschiede-

*) Wichmann, über die Wirkung des Wildunger Wassers. Hannover, 1797.

**) In Hufelands Journal der practischen Heilkunde. Februarstück, 1824. p. 125. findet man die Beschreibung eines artificiellen Ricinusöls, aus einem Tropfen Crotonöl und zwei Loth frischgepreßtem Mohnöl bereitet, was in gleichen Gaben dasselbe wirkt. Meiner unvorgreiflichen Meinung nach dürfte wohl, auf jedes Loth fettes Oel einen Tropfen Crotonöl zugesetzt, zweckmäßiger seyn. Man vergleiche Hufelands Journal. Februarstück, 1826. p. 137., wo das aus den Saamen der Euphorbia Lathyris gepreßte Oel, zu vier bis acht Tropfen für Erwachsene, als Purgiermittel angepriesen wird.

nem Nutzen, auch in allen deutschen Gauen von jeher als Volksmittel bei allen möglichen chronischen Exanthemen im allgemeinsten Gebrauche *). Etwaige unterdrückte gewohnte Blutflüsse suche man durch das erforderliche Regimen wieder herzustellen.

Die Hautausdünstung befördere man durch gelinde Leibesbewegung, nöthigenfalls durch erweichende lauwarme Umschläge, Bähungen, Dämpfe und Bäder. Innerlich durch erweichende, verdünnende, einwickelnde, schmerzlindernde, krampfstillende, besänftigende Mittel. Dergleichen sind Dekokte und Infusen von den Blüthen der Malva rotundifolia, Althaea officinalis, Alcea rosea, Melilothus officinalis, Tilia europaea, Matricaria Chamomilla, u. a. m. ingleichen von den frischen Blättern des Pfirsichbaums und der Aprikosen, von Mohnhäuptern, von den Wurzeln der Scorzonera, Althaea, Sarsaparilla, Symphytum, Salep u. v. a.

Empfehlbar sind Emulsionen von Süßmandeln, Mohnsaamen und Hanfkörnern. Ferner Löwenzahn- und Queckenmellago, frischer Möhrensaft, Runkelrübensaft, Birkensaft, Honigwasser. Ein Mehreres findet man unter den diätetischen Mitteln.

Hierauf verschreitet man nach Befinden der Umstände zu absorbirenden Droguen. Dergleichen sind

*) Sagar, systema morborum symptomaticum etc. Viennae, 1784. (II. p. 303.)

die fixen und kaustischen Laugensalze, fixe Luft, Kalkwasser, ungelöschter Kalk, Seifensiederlauge, Kali, Natrum, gebrannte Eierschaalen, Magnesia, Salpeter, Minderers Geist und andere desoxydirende Mittel.

Auch nützt, nach Maasgabe der Umstände, der gesättigte und eingedickte Absud von Wachholderbeeren und Bittersüßstengeln.

Ferner ist Seife, für sich allein, oder in Verbindung mit Honig, in Pillenform oder in der Solution, ein ganz vorzügliches Mittel.

Bittere vaterländsche Extracte aller Gattungen, Rhabarber, Chinarinden, Eichelnkaffee, Eisenmittel, Baldrian, Opium.

Nach Befinden der Umstände Pflanzensäuren und sowohl reine als versüßte Mineralsäuren, in möglichst verdünntem Zustande, so daß die Zunge und die Geschmacksnerven dadurch nicht afficirt werden. Am besten giebt man selbige in Verbindung mit schleimigen, einwickelnden Mitteln und Zusatze von Zucker.

In einzelnen Fällen erwiesen sich die Spießglanzpräparate, der Schwefel und dessen Zusammensetzungen, desgleichen der salzsaure Baryt, wirksam.

Endlich wird auch das Quecksilber in seinen gesamten Bereitungen, sowohl innerlich, als äusserlich zu Einreibungen, von bewährten Meistern unserer Kunst empfohlen, was ich in geschichtlicher Hinsicht zu bemerken nicht verfehle.

Mit Vorsicht sind die rein urintreibenden Mittel in Anwendung zu bringen, welche entweder ein erhitzendes ätherisches Oel bei sich führen, oder einen wesentlichen scharfen und narkotischen Stoff enthalten. Diese sind z. B. Anisum, Foeniculum, Petroselinum, Pulegium, Mentha, Hyssopus etc. ferner Millepedes, Cantharides, Scilla, Colchicum, Digitalis, Mezereum, Belladonna, etc.

Schlüßlich gedenken wir noch einiger Mittel, so bei Harnsteinen in einzelnen Fällen als wirksam sich erwiesen haben: Arbutus Uva ursi, Ononis spinosa, Solidago Virga aurea, Viola tricolor, Juncus campestris et pilosus, Allium Cepa et Porrum, der Meerrettich, u. a. m.

Nicht überflüssig dürfte es seyn, über die ärztliche Behandlung der Neugebohrnen, welche mit dem Blasenausschlage behaftet sind, nur einige wenige Worte zu sagen.

Nur in äusserst seltenen Fällen leidet das Befinden der Kinder bedeutend.

Gelinde abführende, absorbirende, auf den Urin und Schweiß wirkende Medikamente, vorzüglich die Rhabarber und Magnesia mit Fenchelwasser, Rhabarbertinktur, verdünnter Brechwein erwiesen sich als ganz vorzüglich zweckmäßig *).

---

*) Wendt, die Kinderkrankheiten systematisch dargestellt. Breslau, 1822. (p. 153.)

Dieses sind in gedrängtester Kürze die vorzüglichsten beim Blasenausschlage bis jetzt vorgeschlagenen und in Anwendung gebrachten Mittel. Jeder wird nach eigenem Ermessen bei vorkommenden Fällen die passenden auswählen. Eine kritische Beleuchtung jedes einzelnen Medikamentes würde die Grenzen vorliegender Abhandlung über die Gebühr ausdehnen.

Mehrere von einzelnen Schriftstellern gepriesene Arzneien, deren Wirkung mit dem Character des Blasenausschlages in zu abstractem Einklange stehet, als daß sie in der That jemals das Allermindeste zu leisten im Stande seyn könnten, sind hier gänzlich mit Stillschweigen übergangen worden.

Bei hervorstechenden Complicationen mit andern Krankheiten tritt die Heilmethode ein, welche jede einzelne fordert.

Aeusserliche Mittel.

In sehr wenigen Fällen bedarf man äusserliche Mittel, oder gar eigentlicher chirurgischer Hülfe.

Lauwarme Bäder haben sich als ganz besonders wirksam erwiesen. Vorzüglich zweckmäßig sind Laugenbäder, Seifenbäder, Schwefelbäder, Eisenbäder, Lohbäder, Malzbäder und Kräuterbäder.

In Fällen, wo sich die Blasen geöffnet haben und schmerzhafte bedenkliche Geschwüre darnach entstanden sind, besonders an empfindlichern Theilen des Körpers, wo sie Unbequemlichkeit verursachen und bedenkdenkliche Zufälle erregen, nützen milde, ölichte, einwickelnde, schmerzlindernde Dinge: Eierweiß, Schleime von Quittensaamen, Flöhsaamen, Leinsaamen, ganz frisches Schweinefett, Althäsalbe *). In Fällen, wo sich die Blasen zur Bösartigkeit hinneigen, der Grund sehr entzündet ist und näßt und schmerzt, kann man ohne Bedenken Umschläge von kaltem Wasser oder Schnee machen, oder feine Linnenlappen, mit Goulardschem Wasser, Kampferspiritus und Opiumtinktur angefeuchtet auf die wunden Stellen legen.

Wo die Umstände es erheischen, nimmt man seine Zuflucht zu Fomentationen von Bilsenkraut und Mohnköpfen. Und wenn die Blasen vielleicht gar in brandige Entzündung übergehen sollten, ist frischgeriebener Möhrenbrei, Dekokte von Weidenrinde, Eichenrinde und Myrrhen angezeigt.

Das Aufstechen der Blasen, um der in ihnen enthaltenen Feuchtigkeit einen Ausweg zu verschaffen, ist aus dem Grunde verwerflich, weil eines Theils der

*) Ein recht zartes Unguentum althaeae für die Herbst- und Wintermonate erhält man, wenn man ein Medicinal-Pfund ganz frisches Schweinefett mit einem Lothe Pulvis seminis foeni graeci nebst einem Quentchen Pulvis radicis curcumae eine kleine Viertelstunde lang über gelindem Kohlenfeuer kochen läßt und alsdann das Fett abseihet. Zum Gebrauche für die Sommermonate wird auf jedes Pfund Fett noch zwei Loth Cera flava und ein Loth Resina pini zugesetzt.

Patient dadurch Schmerzen empfindet — gerade so, als wenn man die nach Verbrühungen mit siedenden Flüssigkeiten oder Breien die Blasen aufsticht, welche man auch lieber von selbst verschwinden läßt — was bei den von selbst zerplatzenden der Fall nicht ist; andern Theils aber, besonders wo viele und große Blasen zugegen sind, von dem plötzlichen Verluste des Serums ein fieberhafter Zustand hervorgebracht und der Körper dadurch sehr geschwächt wird. Auch gehen die gewaltsam von aussen geöffneten Blasen sehr leicht in schmerzhafte bösartige Geschwüre über.

Diät.

Das diätetische Regimen anlangend, so eignen sich für Pemphiguskranke lediglich ganz leichte Nahrungmittel, und zwar vorzugsweise mehr Pflanzenkost, als Fleischspeisen.

Gewöhnliche Wassersuppe, von nicht zu stark gesäuertem Brode, ist die zweckmäßigste Kost, die jedem unverwöhnten Gaumen tagtäglich behagt, und in welche die allgütige Gottheit einen augenscheinlichen Segen gelegt hat, daß der Zufriedene ihrer nie überdrüßig wird. Sie besitzt einen herzhaften Geschmack, ist leicht verdaulich und doch sehr nahrhaft.

Ferner nützen viel schleimige, leicht verdauliche, dabei nährende, ein den Darmkanal nicht beschwerdendes reines Wasserstoffgas entwickelnde Dinge, von denen bereits mehrere unter den Heilmitteln erwähnt worden. Milch, Sago, Reis, Graupen, Gries, Grütze; die Wurzeln von Sellerie, Petersilie, Pastinak, Zichorie, Scorzonere, Möhren, Runkelrüben, auch sogar Kartoffeln, letztere in Suppenform, oder als Brei, oder mit Kümmelsaamen in Rindfleischbrühe gekocht; das Kraut vom Kerbel und Körbel, Petersilie, Melde, Spinat, Portulak, Lactuke, Borretsch, Geisfuß, Gundermann, Nesseln, u. a. m.

Nachtheilig sind alle unverdauliche, fette, scharfe, saure, gewürzreiche, blähende Speisen, ingleichen fettes Backwerk, erhitzende, geistige Getränke. Mehr als Alles aber schadet alter Schmierkäse, oder andere alte Käsegattungen. Endlich ist auch noch Alles zu vermeiden, was zu Anhäufung von Unreinigkeiten in den ersten Wegen, zu Erzeugung und Ernährung von Eingeweide-Würmern u. dgl. Anlaß geben kann.

Als Getränke sind frischgeschöpftes viel kohlensaures Gas enthaltendes Quellwasser, ein gut gehopftes aus Luftmalze gebrautes leichtes Faßbier, Malztrank, Ziegenmilch, Molken, dünne Kalbfleischbrühe, Hühnerbouillon, mitunter ein Glas Meth *) oder Zuk-

---

*) Fünf Pfund möglichst weißer und feiner Lindenblüthhonig werden, um einen guten Meth oder Honigbier zu erzielen, in einem gut verzinnten Kessel mit sechzehn bis zwanzig Quart Wasser über gelindem Feuer so lange gekocht, bis aller Schaum, den man mit einem Löffel abnimmt, sich völlig ausgeschieden hat, und die Flüssigkeit völlig geklärt findet. Hierauf gießt man -

kerbier *) nach Stande und Würden zu empfehlen.

Ein Hauptbedingniß ist körperliche Ruhe und Vermeidung der Gelegenheitursachen, welche zu Blutanhäufungen und Reizungen in den leidenden Thei-

dieselbe in ein offenes Fäßchen und stellt sie an einen kühlen Ort zum Erkalten hin. Nach Verlaufe von zwölf Stunden nimmt man ein Eckchen Semmel, öffnet dasselbe und gießt einen kleinen Eßlöffel voll Bierhefen hinein, wirft diese Semmel in das Fäßchen, und läßt selbiges abermals zwölf Stunden ruhig stehen. Nach Verfließung dieser Zeit füllt man die klare Flüssigkeit vorsichtig ab und auf ein Tönnchen, wirft ein halbes Quentchen winzig klein zerschnittener Hausenblase dazu, und hängt in einem Linnenbeutelchen folgende gröblich gepülverte Gewürze in das Spundloch. Nämlich ein Skrupel Gewürznelken, ein halbes Loth Zimmet, drei Quentchen Veilchenwurzel und eben so viel Koriandersaamen. Nach Belieben nimmt man blos ein einziges Gewürz, in verstärkter Quantität, und bekommt solchergestalt Nelkenmeth, Zimmetmeth, Koriandermeth, u. s. w. In Rußland bringt man das Fäßchen hierauf in den Eiskeller. Nach neun Tagen ist der Meth gut und krystallklar, worauf man ihn auf Champagnerflaschen füllt und diese oben mit Bindfaden zubindet.

*) Die Bereitung des Zuckerbiers oder Champagnerbiers ingleichen des Ingwerbiers findet man in dem Berliner Wochenblatte zum Besten der Wadzecksstiftung. 1828. Nr. 1035.

len Anlaß geben können. Dergleichen sind heftige und ermüdende Körperbewegungen, starke Erhitzung oder Erkältung.

Nächst der Sorge für das physische Leben bedarf es auch der Obhut über das psychische. Alle excitirenden und deprimirenden Gemüthsbewegungen, Geistesanstrengung, Nachtwachen, u. dgl. schaden unbedingt und weit mehr, als man öfters glaubt.

Soviel im Allgemeinen über die Natur und Heilung des Blasenausschlages. Jetzt aber sey mir vergönnt, über die von mir selbst beobachteten sieben Fälle rein chronischer Pemphiguskranken noch einige Worte vorzutragen, von denen mir während der Jahre 1805 bis 1815 im Innern von Rußland fünf, die beiden letzten Fälle aber in Sachsen in den Jahren 1817 und 1823 vorkamen.

Alle sieben Kranke waren, wie bereits an einem andern Orte erwähnt worden, weiblichen Geschlechts. Sie standen in dem Alter zwischen 20 und 40 Jahren, lebten insgesamt in mehr oder minder drückender Armuth, alle aber waren von robuster, muskulöser Leibesconstitution, und von hysterischem oder melancholischem, dabei etwas verliebten, Temperamente.

Als mir, nächst mehrern andern in Deutschland höchst selten oder nie vorkommenden Krankheitfällen, im Innern Rutheniens die erste Patientin, mit dem früher nie gesehenen Blasenausschlage behaftet, zu Gesichte kam, staunte ich freilich die fremde Erscheinung an. Glücklicher Weise war ich im Besitze von Wichmanns und Braune's Monographieen, welche mir wenigstens manchen nützlichen Fingerzeig gaben, wenn sie auch schon die Krankheit selbst mit der erforderlichen Genauigkeit nicht abhandeln.

Es ist ja selbst in Deutschland mehrern meiner höchst verehrten Herren Collegen nicht viel besser ergangen. Mitten auf dem Stapelplatze deutscher Gelehrsamkeit, wo dem Forscher nicht nur alle mögliche litterärische Subsidien zu Gebote stehen, sondern auch an collegialen Mittheilungen gar kein Mangel ist, schwebten gewiegte Heilkünstler, gleich mir, in Unkunde und Zweifel, als dieses in seiner vollkommensten Ausbildung selten vorkommende Exanthem zuerst ihren Blicken sich darbot.

So lange man nicht selbst Gelegenheit hatte, Pestkranke, Aussätzige, Läusesucht, Weichselzopf, Milzcarbunkel, u. dgl. zu behandeln, so lange kümmert man sich auch um alle diese Krankheiten wenig, und vernachlässigt ein genaueres Studium derselben. Erst in der Zeit der Noth sieht man sich nach Hülfe um, die gewöhnlich gerade alsdann weit entfernt und guter Rath theuer ist.

Ich bekenne daher gern, daß ich damals, in einer noch ziemlich unwirthbaren Gegend hausend, wo zwanzig deutsche Meilen in der Runde kein einziger

Arzt von Bedeutung lebte, collegiale Mittheilung als angehender junger Arzt schmerzlichst vermißte.

Die in Brauns und Wichmanns vortrefflichen Abhandlungen ertheilte Winke benutzend, entwarf ich durch eigenes Nachdenken einen möglichst rationellen Heilplan, und ich fühlte mich in meinem innersten Gewissen darüber beruhigt, daß ich in der Wahl der angewandten Heilmittel durchaus keinen Mißgriff gethan.

Sämmtliche genannte Patienten litten an großen Fehlern im Blutgefäßesystem, auf unrichtige Mischung desselben und Innormalitäten der Nieren sich gründend. Ich paßte den individuellen Krankheitumständen die Auswahl der Heilmittel an. In weniger als Jahresfrist war selbst in dem hartnäckigsten Falle, mit der Ausleerung der Nierensteine, der Blasenausschlag total verschwunden. Und so wie, nach vielleicht jahrelangen krankheitfreien Zeiträumen, durch die von früheren Zeiten mir bekannten Vorboten, oder durch neue Eruptionen des Exanthems selbst, neue Ansammlung von steinichten Concrementen sich kund that, wurde ohnverweilt zu den als siegreich sich erwiesenen Waffen gegriffen und der Feind, dessen schwache Seite man kennen gelernt hatte, jedesmal bald und glücklich zu Paaren getrieben.

Weil jedoch die therapeutische und diätetische Behandlung sämmtlicher sieben Fälle, mit geringen individuellen Abweichungen, ganz dieselbe war, wäre es nach dem Motto, was der allgefeierte Nestor Hufeland uns zuruft *) wohl sehr unrecht, durch gleichförmige Krankengeschichten die Geduld der Leser auf harte Proben zu stellen. Deshalb beschränke ich mich hier einzig auf den letzten, sich mir nur vor kurzem noch dargebotenen, gewiß nicht uninteressanten Fall, wo ich meine, ich darf wohl sagen, mir geläufig gewordene Methode, mit bewährtem glücklichen Effecte, von neuem in Ausübung gebracht habe.

*) „Vita brevis!" — Journal der practischen Heilkunde Januarheft. 1826. (p. 120.)

Johanne Eleonore S. . ., von G. . . gebürtig, damals vierundzwanzig Jahre alt und unverehelicht, obwohl in die geheimern Mysterien des Hymenäos eingeweiht, eine wohlgenährte, sehr muskulöse, ansehnliche Person von starkem Knochenbaue, kam d. 17. Mai 1823 zu mir, und ersuchte mich um ärztlichen Beistand gegen ein Uebel ganz eigener Art, wie sie sich ausdrückte, womit sie nun bereits, ihrer Aussage nach, seit dem Augustmonate 1822 behaftet sey, sich auch dieserhalb bei mehreren Aerzten und Wundärzten Rathes erholt, bei Jedem eine Zeitlang ausgeharrt, und eine wahre Fluth von Arzneien pünctlich und vorschriftmäßig eingenommen habe, ohne jedoch bis diese Stunde auch nur die allergeringste Besserung zu verspüren. Vielmehr habe sich ihr Zustand beinahe mit jedem Monden verschlimmert.

Sie weinte auf das bitterlichste, und beschwor mich, ihr zu helfen. Die Leute in ihrem Wohnorte hielten sie in dem schlimmen Verdachte, daß sie, um nicht arbeiten zu dürfen und auf Unkosten der Commun zu subsistiren, mit Hülfe von spanischen Fliegen und andern blasenziehenden Ingredienzen die vorhandenen Erscheinungen auf der Oberhaut hervorbringe und durch dieses bösliche Beginnen selbst die Aerzte täusche, von denen Keiner jemals solch eine wunderbare Krankheit gesehen haben wolle, Niemand ihr einen Namen zu geben wisse. Ferner sollte auch der zuweilen ganz blutig abgehende Urin ein fälschliches Kunstprodukt, bald ein Dekokt von Rothrüben, bald der Saft von Hollunderbeeren seyn.

Mit innigem Wohlbehagen, dies läugne ich nicht, machte ich, nachdem die Preßhafte sich ausgekleidet und die mit alten Lappen umwickelten fleischigen Arme entblößt hatte, die Entdeckung, daß die sich producirende Person am reinen chronischen Pemphigus leide, welcher eben, über die ganze Hautoberfläche verbreitet, in üppigster Blüthe stand.

Die Blasen glichen großen Rosinen und waren in ungezählter Menge vorhanden, so daß sich, ohne alle Uebertreibung, nur allein aus den größern Blasen, mehr als ein Berliner Quart Flüssigkeit bequem hätte sammeln lassen.

Wo keine Blasen standen, erschienen die Hautstellen ganz braunroth und erhaben, gleich dem Flechtenausschlage, obwohl glänzend, hie und da gerunzelt. Hie und da waren entzündete stark eiternde Stellen wahrzunehmen, welche die Patientin, auf Anrathen befreundeter Nachbarinnen, mit den größern Blattern des Rumex acutus und obtusifolius als kühlendes und schmerzlinderndes Mittel, belegt hatte.

Ihrer Relation zufolge hatte sie, angeblich im August 1822 beim Herausnehmen eines ansehnlichen Topfes mit kochenden Kartoffeln aus dem Stubenofen, mit dem darin befindlichen siedenden Wasser sich die ganze rechte Hand verbrühet, so daß in Folge der heftigen Verbrennung die ganze Hand samt einem Theile des Unterarmes mit großen Brandblasen sich überzogen, gegen die sie jedoch nichts weiter gebraucht habe, als frische auf dem Reibeisen zerriebene Erdäpfel.

Von diesem Tage an aber hätten sich bald hier bald da dergleichen Blasen von freien Stücken erzeugt, welche bald an den Extremitäten, bald an dem übrigen Körper, zum Vorscheine gekommen.

In der ersten Zeit habe sie sich keinem ordentlichen Arzte entdeckt, sondern blos die von Bekannten und von Fremden ihr gepriesenen sogenannten Hausmittel in Gebrauch gezogen. Allein die Blasen seyen immer häufiger und häufiger ausgebrochen, gleichviel, ob sie medicinirt habe, oder nicht. Weil sich doch aber die Zufälle mit jedem Monden peinlicher gestalteten, und weil besonders das Publikum, der sonderbaren Form ihrer Krankheit wegen, diese allgemein für etwas sehr Garstiges erkläre; habe sie von mehrern Herrschaften, bei denen sie sich vermiethet, ihren Abschied bekommen. Auch sey sie wirklich zu manchen

Zeiten schlechterdings nicht im Stande, zu arbeiten, weshalb sie in das Gemeindehaus gezogen, und man habe sie jetzt an mich gewiesen.

Nach genauer Befragung beschrieb mir die Patientin den Ausbruch und Verlauf des Blasenausschlages genau so, wie die Symptome in vorliegenden Blättern von mir angegeben worden. Sie verspüre nämlich auf irgend einer Hautstelle ein empfindliches, mehr schmerzhaftes als behagliches, Jucken. Dieses dauere vierundzwanzig Stunden und länger. Hierauf kämen hie und da kleine Bläschen, von der Größe eines Stecknadelknopfes zum Vorscheine, welche innerhalb wenigen Stunden bis zum Volumen einer Erbse aufschwellen, worauf das unangenehme Brennen und Jucken nachlasse. Durch das nachmalige Zusammenfließen mehrerer solcher Bläschen entstünden allmählig größere dergleichen Wasserbehälter, meist von ovaler Gestalt.

Es fanden sich auch wirklich an allen äusserlichen Theilen ihres Körpers, namentlich den Extremitäten, am Unterleibe, Rücken und behaarten Hälfte des Kopfes Blasen von mannigfacher Form und Größe. Viele übertrafen den Umfang eines Hühnereies. Jedoch längs des untern Randes des ganzen Unterkiefers der linken Seite, über den Hals hin, bis hinunter auf das Schlüsselbein, erschien die gesamte Oberhaut losgetrennt, und formirte einen ungeheuren Beutel, in dessen unterm Grunde, wie dies der Fall bei den von Vesicatorien erzeugten Blasen ist, die gelb-lichte Flüssigkeit herabhing. Da an Resorbtion hier gar nicht zu denken war, öffnete ich die Blase vor-sichtig und sammlete das Fluidum, welches, das neben abfließende ungerechnet, 5 Unzen 3 Drachmen betrug, völlig klar und durchsichtig, ein wenig gegilbt, erschien.

Die Thierkörper sind im Allgemeinen bis jetzt bei weitem nicht in dem Grade ein Gegenstand chemischer Untersuchung gewesen, wie die Mineralien und Vegetabilien; folglich ist unser Wissen hierin allerdings noch sehr fragmentarisch. So weit uns daher die Erfahrung bis jetzt Mittel und Wege an die Hand gegeben, thierische Substanzen chemisch zu prüfen, unterwarf ich die gewonnene Flüssigkeit der Pemphigus-blasen, nach Anleitung eines der besten chemischen Handbücher *) einer möglichst sorgfältigen Analyse, und es ergaben sich darin folgende Bestandtheile:

Kohlenstoffsaures Natrum,
Salzsaures Natrum,
Salzsaures Kali,
Salzsaures Ammonium,
Phosphorsaures Ammonium,
Phosphorsaure Talkerde,
Phosphorsaure Kalkerde,

*) Pfaff, Handbuch der analytischen Chemie für Chemiker, Staatsärzte, Apotheker, Oekonomen und Bergwerkskundige. Altona, 1821. (II. p. 625.)

Harnsäure,

Lymphe und Gallerte.

Die untersuchte Blasenfeuchtigkeit hatte sehr große Aehnlichkeit mit der durch Vesicatorien aus dem Zellgewebe hervorgelockten Flüssigkeit. Sie war hell und durchsichtig, strohgelb, etwas klebricht und völlig geruchlos. Leinwand und Baumwollenzeuch oder Garn wurde darin kaum merklich gelb gefärbt. Dagegen erhielten, nach wiederholtem Eintauchen und Trocknen, eben genannte damit getränkte Gegenstände, durch das in dem Blasenliquor enthaltene gummiartige Wesen, eine solche Steifheit, als ob sie durch Kleister oder Tragantschleim gezogen worden wären.

Um Wiederholungen zu vermeiden, habe ich diese generelle qualitative Analyse gleich hier ihren Platz finden lassen und ergreife jetzt den abgerissenen Faden unserer Krankengeschichte wieder.

Laut Angabe der Kranken zerplatzen die großen Blasen gewöhnlich nach drei oder vier Tagen, besonders wenn sie sich des Nachts auf selbige lege, oder sonst durch Druck und Körperbewegungen Anlaß gebe: denn es sey an ihrem ganzen Körper, vom Scheitel bis zur Fußsohle, gewiß kein Plätzchen, wo nicht einmal wenigstens seit drei Vierteljahren Eruption des Exanthems stattgefunden habe, die Fußsohlen, Handteller, Geschlechtstheile und Mundhöhle ausgenommen. Am häufigsten und unausgesetztesten schienen die Blasen jedoch den Hals, Busen, Nacken, Arme und Mittelfuß zu lieben. Die kleinern Blasen hingegen verzehrten sich von selbst.

Bei den gewaltsam zersprengten schmerze jederzeit die Hautstelle beim Betasten heftig, auch sickere gewöhnlich mehrere Tage hinter einander ein wasserhelles klebrichtes Fluidum aus. Allmählich verhärte die neu erzeugte Epidermis, die Rudimente der alten abgestorbenen schärften sich in einzelnen Fragmenten ab, und es erschienen dann die etwas erhabenen, gleichsam callös anzufühlenden, Flecken eine Zeitlang ganz fühllos, bis allmählich, nach Verfließung mehrerer Wochen, die Hautstellen ihre natürliche Beschaffenheit wieder annehmen.

Ferner erzählte die Patientin, daß sie während der ganzen Dauer ihrer Krankheit beinahe unausgesetzt allemal in den Vormittagstunden von einer fliegenden Hitze befallen werde, die nach dem Mittagessen einem unangenehmen Frösteln Platz mache. Dabei plage sie ein so äusserst heftiger Durst, daß sie zum allermindesten sechs bis acht Quart Wasser, an manchen Tagen aber noch weit mehr, binnen vierundzwanzig Stunden zu sich nehmen müsse. Sie trinke sich aber niemals recht ordentlich satt, sondern fröhne blos dem dringendsten Mahnen, weil ihr das Uriniren zu viele Unbequemlichkeiten verursache: denn sie leide in der Regel zu zwei bis vier Tagen an Urinverhaltung, und auch dann gehe dieser keinesweges in Menge ab. Der Harn sey gewöhnlich äusserst brennend, ganz feuerroth von Farbe, ungemein trübe und von unbeschreiblich widrigem Geruche.

Troß dem Umstande, daß sie den Körper in so reichlichem Maaße mit Flüssigkeiten anfülle, gehe sie dennoch höchst selten unter vier Tagen, zuweilen aber auch nur in zehn Tagen, einmal zu Stuhle. Auch diese Expedition verursache ihr großes Leiden, indem erst nach langem Pressen und Drücken die steinharten Excremente unter empfindlichen Schmerzen zu Tage gefördert würden.

Nicht blos dieser qualvollen Exonerationen wegen lebe sie äusserst mäßig, und genieße fast gar nichts weiter, als ein wenig dünne Wassersuppe oder Milchspeisen; sondern auch noch aus einem zweiten Beweggrunde. Nämlich nach dem jedesmaligen Genusse, selbst der leichtverdaulichsten Speise, stelle sich sehr bald darnach ein martervolles Würgen und Erbrechen ein.

Ihre Catamenien zeigten sich, unter großen Schmerzen in der Nabelgegend, zuweilen alle vierzehn Tage, zuweilen blieben solche wieder drei bis vier Monden gänzlich aus. Dermalen hatte sie seit beinahe fünf Monden gar keinen Blutabgang durch die Mutterscheide beobachtet. Dagegen verspüre sie zu manchen Zeiten eine ganz unbeschreibliche Mattigkeit in den Oberschenkeln, so daß sie öfters kaum vermögend, selbige aufzuheben.

Die Gesamtmasse aller von der Preßhaften mir hergerechneten Beschwerden, wo Pemphigus, Nierensteine,

steine, Wurmkrankheit, Polydipsie, Strangurie, Amenorrhoe, Obstruction, u. a. m. sich zu einem grauenvollen Ganzen vereinigt hatten, die mehrjährige ununterbrochene Dauer ihrer Leiden, stimmte meine anfängliche Freude gewaltig herab: denn ich war im ersten Augenblicke unschlüssig, wo ich zuerst beginnen und welche Symptome ich zuerst beseitigen sollte. Denn die Landleute verlangen jederzeit schnelle Hülfe und auffallende Minderung ihrer Leiden, so daß ein himmelweiter Unterschied zwischen Landpraxis und Hospitalverfahren statt findet.

Um daher das Vertrauen der Kranken zu gewinnen, wünschte ich natürlich, sie möglichst geschwind wenigstens von einigen ihrer Leiden zu befreien, weil Personen ihres Standes gewöhnlich selten lange bei einem Arzte aushalten, sondern sehr häufig wechseln, oder Hausmittel dazwischen gebrauchen, wie solche ihnen von diesem oder jenem Bekannten angepriesen werden.

Ich suchte ihr daher vor allen Dingen begreiflich zu machen, wie sie wohl selber einsehen müsse, daß so tief eingewurzelte Uebel sich im Nu nicht beseitigen ließen. So viel aber verspräche ich mit vollster Zuversicht, daß ich sie, wenn sie ordentlich ausdauere und meinen Verordnungen pünctlich nachkomme, mit Gottes Hülfe herzustellen hoffe. Doch müsse sie sich auch darauf gefaßt machen, daß nach scheinbar völliger Wiederherstellung früher oder später ihre Zufälle von neuem sich einfinden würden.

Daß die Bewohner ihres Wohnortes so lieblose Urtheile über ihre Krankheit fällten, komme daher, daß letztere so äusserst selten sey, daß nur wenige Aerzte sie zu beobachten Gelegenheit hätten. Folglich machten die unwissenden Landleute nach ihren beschränkten Einsichten ihre Schlüsse, und suchten die nie gesehenen Erscheinungen auf ihre Weise zu erklären. Sie müsse sich hierüber beruhigen und sich nöthigenfalls auf mein Zeugniß berufen, die zu Vorlauten mit gerichtlicher Ahndung bedrohen: denn Ruhe des Gemüthes und Vermeidung aller und jeder heftigen Seelenreize sey ein Hauptbedingniß für baldige Beendigung der Cur.

Schlüßlich ertheilte ich ihr die Versicherung, daß ich für meine Bemühung, wenn die Cur auch jahrelang währen sollte, keinen Heller verlange, und daß ich mich überdies dafür verwenden wolle, daß der Betrag der erforderlichen Medikamente aus der Armenkasse ihres Geburtortes bestritten werde; was auch in der That geschehen.

Merkwürdig schien mir der Umstand, daß nach Angabe der Kranken örtliche Verbrühung der Hand mit siedend heißem Wasser den ersten Anlaß zum Ausbruche des Blasenausschlages gegeben. Es hätte sonach diese unverhoffte Operation gleichsam als Reiz, mittel gedient, in vorliegendem Falle der Natur den Weg zeigend, den sie zu nehmen habe.

Um mich des Nähern über die Angaben der Patientin zu informiren, begab ich mich an den Wohnort derselben und zog in aller Stille bei dem Ortsgeistlichen, bei den Localgerichten, den Nachbarn und Hausgenossen Erkundigungen ein. Ich fand ihre Relation überall bestätigt. Zugleich erfuhr ich, daß sie einen Liebhaber habe, welcher Soldat sey. Dieser habe sich als Beurlaubter an ihrem Wohnorte befunden, mit ihr Bekanntschaft gemacht und ihr nach und nach ihr gesamtes Habe abgenommen. Namentlich sey der ganze nicht unbedeutende Nachlaß ihrer kürzlich verstorbenen Mutter, sämtliche Hausgeräthschaften, Kleider, Wäsche und Betten eins nach dem andern fortgewandert. Sie hatte sich, da sie keine Herberge hatte und obiger Liebschaft halber ausser Diensten gieng, um ihren Galan ganz ungestört genießen zu können, während der ganzen Wintermonate des sehr kalten Jahres 1820. ohne Obdach befunden und die Nächte in Wildhütten oder Wachthütten auf freiem Felde zugebracht, wo sie sich natürlich ausserordentlich erkältet haben mag.

Diese Notizen gewährten mir einen nicht uninteressanten Aufschluß. Das zusammengekrümmte Liegen auf ein wenig Stroh, was noch obendrein beschneiet war, in einer leicht gebauten luftigen Breterbarake, durch welche der eisige Nordwind von allen

Seiten Eingang hatte, mag allerdings, verbunden mit physischen Excessen, Anlaß zu großen Unordnungen in ihrem Blutgefäßesystem gegeben haben, so wie von der enormen Erkältung des Rückens der Grund zu Bildung steinichter Concremente in den Nieren gelegt worden seyn. Wenigstens war ich mit der Erklärung der Ursachen und Wirkungen so ziemlich im Reinen, und der heftige Durst, die Magenkrämpfe, das Leibschneiden, die Uebelkeiten und das Erbrechen, die Leibesverstopfung, die Urinverhaltung nebst den übrigen Zufällen ließen sich nach diesen Prämissen sehr wohl erklären.

Um vor allen Dingen die Leibesöffnung einigermaßen in Ordnung zu bringen, weil der Unterleib ausserordentlich aufgetrieben war und beinahe steinhart sich anfühlen ließ, verordnete ich der Kranken eine Solution von vier Unzen Glaubersalz und eben so viel Zucker mit einem Lothe Salpeter und einem Grane Brechweinstein in einer Quartbouteille heißem Wasser, hiervon Morgens und Abends eine halbe Kaffeetasse voll warm zu trinken: weil Salzlösungen sich warm weit besser assimiliren. Zugleich ließ ich einen Thee aus Melisse und Malvenblättern trinken.

Mit diesem Mittel mußte, kurze Intervallen abgerechnet, bis Ende Juli fortgefahren, ja sogar zu verschiedenen malen, bei zu hartnäckiger Obstruction, noch überdies zuweilen ein oder mehrere Jalappenpülverchen à gr. xv. gereicht werden, bis sich dieser

Ueberstand endlich verlor und freiwilliger leichter brei=artiger Stuhlgang sich einrichtete. Zu Applicirung von Klystiren oder Bädern war die Kranke, aus übel verstandener Schaamhaftigkeit, um keinen Preis zu bewegen.

Einen von meinen frühern Pemphiguskranken schickte ich, nach so weit beendigter Cur, daß keine Blasen mehr auf der Hautoberfläche erschienen, auf sechs Wochen in das Karlsbad, dessen Gebrauch so wohlthätig auf den Organismus wirkte, daß der Bla=senausschlag nie wieder sich blicken ließ. Mehrere Gründe berechtigen mich zu der Meinung, daß sowohl die natürlichen Karlsbader Quellen, als auch die von dem Herrn Dr. Struve künstlich bereiteten Wässer, ihre Wirkung bei dieser Krankheit gewiß nie verfehlen werden *). Mehrere triftige Umstände machten jedoch bei gegenwärtiger Patientin diesen Versuch gänzlich unmöglich.

Neben obiger Mittelsalzlösung gab ich der Kran=ken vom 20. Mai an das Kalkwasser. Ich ließ ihr alle Tage ein Pfund davon, mit eben so viel frisch=gemolkener Kuhmilch vermischt, auf viermal in drei=stündigen Intervallen nehmen.

Da aber troß dem damit verbundenen Gebrauche der wiederholt gedachten Solution der Stuhlgang sich

*) Struve, über die Nachbildung der natürlichen Heil=quellen. Zwei Hefte. Dresden, 1824.

nicht sobald einrichten wollte, und mitunter sechs, ja auch wohl neun, Tage vergiengen, ehe endlich einmal eine schmerzhafte Leibesöffnung erfolgte; ließ ich am 1. Juni mit dem Gebrauche des Kalkwassers inne halten, und bis zum 6. nichts anders, als die angeführte Mittelsalzlösung, aber jetzt dreimal des Tages, nehmen.

Vom 7. Juni an gab ich das kohlensaure Kali, täglich zu zwei Drachmen in acht Unzen Althäwurzelschleim gelößt, welches Mittel mir in frühern Fällen beim Nierensteine den wesentlichsten Nutzen geleistet. In der Folge verstärkte ich die Quantität des Kali, und stieg am 14. bis zu drei Drachmen.

Weil indessen die Zufälle bis zum 20. kaum merklich sich verminderten, machte ich einen Versuch mit dem übersäuerten Laugensalze. Nämlich ich lösete nunmehr ein Loth kohlensaures Kali in zwei Pfund reinem Quellwasser, ließ der Kranken alltäglich dreimal eine Kaffeetasse voll davon nehmen und nach jeder Gabe einen Speiselöffel voll stark verdünnte Schwefelsäure nachtrinken *).

Jedoch auch dieses Mittel versagte hier seinen gewohnten Effect, den es in hundert andern Fällen

---

*) ...oner, Abhandlung von der Wirksamkeit des alkalischen Wassers in Steinkrankheiten und ...schwerden der Harnwege. A. d. Engl. Leip-

geleistet hatte. Es schien, als ob die Individualität dieser Patientin der ganzen Heilkunde Troß bieten, und alle bewährte Heilmittel zu Schanden machen wollte.

Sechs Wochen waren bereits verstrichen, ohne daß irgend Besserung erfolgte. Nach allen Auspicien schien mir in diesem äusserst hartnäckigen und verwikkelten Falle ein gleiches Loos, wie meinen Vorgängern, beschieden zu seyn.

Schon vom 27. Mai an hatte ich das flüchtige Liniment, mit und ohne Kampfer, in der Blasengegend tagtäglich zu zwei Unzen einreiben lassen, und dasselbe in der Folge mit dem Linimentum diureticum vertauscht, dem ich allmählig Cantharidentinctur in steigender Dose zusetzte.

Mehrere im Schlafe stark gekraßte Hautstellen, wo kurz vorher Blasen von ansehnlichem Inhalte zerplaßt waren, hatten am 31. Mai einen so hohen Grad von Entzündung angenommen, daß ich das Schlimmste befürchten mußte und daher zu bestmöglichster schneller Beseitigung das Goulardsche Wasser aufschlagen ließ, was auch die erwünschtesten Dienste leistete. Ueberhaupt habe ich in langjähriger Praxis gefunden, daß das Waschen mit einer verdünnten Lösung des essigsauren Bleies beim Wundseyn der Kinder, vorsichtig angewendet, durchaus nicht den Nachtheil besißt, als so Viele aus theoretischen Ansichten behaupten wollen.

Einige andere auf ähnliche Weise äusserst gereizte und eine fressende Schärfe aussickernde Hautstellen wurden mit Althäsalbe verbunden, auf die oben p. 65. beschriebene Weise bereitet.

Am 9. Juni erschien ein Phänomen eigener Art. Die Kranke, welche bis jetzt beinahe den ganzen Tag herumgegangen und kleine häusliche Geschäfte verrichtet, in den Nachmittagstunden gewöhnlich am Spinnrocken gesessen hatte, klagte urplötzlich über gewaltige Spannung und Drücken in beiden Inguinalgegenden, so daß sie sich zu Bette legen mußte. Am andern Morgen hatte sich in beiden Weichen eine fast steinharte, pralle, sehr heiß anzufühlende, aber völlig schmerzlose Drüsengeschwulst (Panus febrilis) größer als ein Hühnerei erzeugt, die ich anfangs für eine consensuelle Leistenbeule (Bubo insons) hielt.

Da die Kranke, welche sich gegen mich jederzeit bis zur Uebertreibung schaamhaft bewies, durch kein Zureden und durch keine Vorstellung zu bewegen war, auch nur das allermindeste dagegen vorzunehmen, weder Blutegel, noch Fontanelle, Umschläge, Bähung, Linimente, Salben oder Pflaster zu appliciren gestattete, mußte ich nothgedrungen die Geschwulst sich selber überlassen und einen günstigen Moment abwarten. Selbst ein Brechmittel, mit deren Anwendung ich bei Erwachsenen ohnehin während meiner ganzen ärztlichen Laufbahn äusserst sparsam gewesen, während dieses naturwidrige Experiment von Manchen bis zur

Ungebühr gemißbraucht wird und in jedem Betrachte immer ein gewaltsames Mittel bleibt, dessen schädliche Folgen kaum zu berechnen sind, getraute ich mir, wegen der sehr großen Neigung der Kranken zum Bluterbrechen, nicht zu verordnen.

Weil nun die Geschwulst das Gehen beinahe gänzlich behinderte, rieth ich der Kranken, vor der Hand das Bette nicht zu verlassen, den ganzen Körper hübsch warm zu erhalten und eine möglichst horizontale Lage zu nehmen.

Nicht wenig war ich überrascht, als nach zwei Tagen zuerst die rechte, und Tages darauf auch die linke, Leistendrüsengeschwulst gleichsam weggezaubert war, und beide auch nicht die allergeringste Spur zurückgelassen hatten.

Am 17. Juni fand dieselbe Erscheinung statt, in allen ihren Symptomen der frühern durchaus ähnelnd, nur mit dem Unterschiede, daß die Geschwulst erst nach acht Tagen, aber eben so geschwind, mitten in der Nacht verschwand.

Aehnliche symptomatische Drüsengeschwülste erschienen in der Folge zu wiederholten malen, aber ich bekümmerte mich, durch den frühern Ausgang beruhigt, nicht weiter um sie.

Die Catamenien waren bis diese Stunde noch nicht zum Vorscheine gekommen. Statt ihrer zeigte sich gegen das Ende des Maies ein gutartiger weißer Fluß, in mäßiger Menge, ohne Brennen und Schmerzen. Er verlor sich in der Mitte des Juli nach täglichem mehrmaligem Waschen der äussern Geschlechtstheile mit kaltem Wasser.

Weil ich von dem Kalkwasser in gegenwärtigem Falle geringeren Effect mir versprach, als von den Alkalien, auch wegen seiner obstruirenden Eigenschaften die Anwendung desselben für minder erspriesslich achtete, hatte ich mit dem Gebrauche des reinen kohlensauren Kali's, in Althäwurzelschleim gelöset, vom 1. Juli bis zum 1. August unausgesetzt fortfahren lassen: denn ich läugne nicht, daß ich von jeher einiges Mißtrauen gegen den Gebrauch der Säuren bei Nierensteinen gehabt, dagegen aber stets weit solidere Wirkung von den Alkalien gesehen. Ich verband damit abwechselnd den Gebrauch der Scilla und Digitalis, wegen der concurrirenden Engbrüstigkeit und übrigen Brustaffectionen.

Jetzt aber überraschte mich die Kranke mit der categorischen Erklärung, sie sey das fortwährende Einnehmen aller dieser salzichten und schleimichten Arzneien gänzlich überdrüssig, ich solle sie daher, wenigstens eine zeitlang, mit allem Mediciniren verschonen. Kein Zureden, kein Bitten, keine Vorstellungen fruchteten etwas, und geradezu zwingen läßt sich doch auch Niemand.

Nun war es aber gleichsam Ehrensache, mich in dieser Epoche als Arzt nicht absetzen zu lassen, da sich jetzt nach richtiger auf Erfahrungsätze gegründeter Analogie mit Recht eine Aenderung in den Krankheitsymptomen erwarten ließ, weil mehrere Umstände sich günstiger gestalteten und die Kranke zu manchen Zeiten, wenn die Pemphigusblasen, die schon vom Anfange des Juli an zu zwei bis drei Wochen blos einzeln ausbrachen, gänzlich mangelten, ihren äussern Habitus nach einer völlig gesunden Person glich, welches blühende kräftige muntere Ansehen die Laien allerdings verleitete, sie fortdauernd, aber freilich jetzt nur ganz im Stillen, für kerngesund zu halten und für eine Betrügerin zu erklären.

Nach langem Debattiren siegte zuletzt doch noch meine Ueberredungkunst, und es gelang mir, die Kranke dahin zu bringen, den Gebrauch der Arzneien eben jetzt im kritischsten Zeitpuncte, wo die Entscheidung vielleicht nahe sey, nicht auszusetzen, sondern muthig und auf Gott vertrauend mit der Cur fortzufahren. Sie willigte unter der Bedingung ein, ihr nur keine so großen Flaschen mehr zu schicken, sondern Arzneien zu verordnen, welche sie tropfenweise nehmen könnte, möchte selbige auch noch so garstig schmecken.

Jetzt schien mir der erwünschteste Zeitpunct, die letzte Hand an's Werk zu legen und das Mittel in Anwendung zu bringen, was mir so oft, bei Eingeweidenwürmern und Nierensteinen, die wichtigsten Dienste geleistet, zu dessen Gebrauche aber nicht jeder Patient zu bewegen ist. Ich meine nämlich die bekannte Mischung von Terpentinöl mit Alkohol nach White, oder mit Schwefeläther nach Valisciери's Methode, vorzugsweise zwar gegen Gallenblasensteine empfohlen, indessen auch bei Nieren- und Harnblasensteinen entschiedene Wirkung gewährend *).

In gegenwärtigem Falle schien mir dieses Mittel deshalb anwendbar, weil die Kranke seit einigen Wochen beinahe alle Eßlust verlohren hatte, der Stuhlgang weißgelb, wie durchgeschlagene Erbsen, aussah und einen unerträglichen Gestank verbreitete, beinahe wie in der Gelbsucht. Auch hatten die in dieser Periode ausbrechenden Blasen ein grünlicht-gelblichtes ganz sonderbares Ansehen.

Venäsectionen und evacuirende Mittel waren vorausgegangen, folglich kein eigentlicher Entzündungzustand mehr zugegen. Durch den lange fortgesetzten Gebrauch laugenhafter Mittel waren die Nierensteine mürbe und zur Ausführung geschickt gemacht worden.

Ich verschrieb daher am 2. August gleiche Theile höchst reines rectificirtes Terpentinöl und frisch bereiteten kräftigen, nicht gesäuerten Schwefeläther. Hiervon ließ ich anfänglich Morgens und Abends, später-

*) Durande, observations sur l'efficacité du mélange d'Ether sulfurique et d'huile volatile de terebinthine dans les coliques hepatiques, produites par les pierres biliaires. Strasbourg, 1790. — Deutsche Uebersetzung. Helmstädt, 1791. — Nouveaux mémoires de Dijon. Première semestre. 1782.

hin aber dreimal des Tages, zu 20 Tropfen nehmen. In der Folge wurde die Gabe bis zu 25 Tropfen gesteigert, zuletzt bis auf 30 Tropfen erhöhet. Die Kranke nahm das Mittel auf Zucker, weil durch diesen der üble Geschmack in etwas verbessert wurde.

Der Gebrauch der schwefelsauren Sode wurde jetzt völlig ausgesetzt, weil sich nach eilfwöchentlicher Anwendung derselben die Darmausleerung so ziemlich regulirt hatte. Doch bekam die Kranke vom 8. Aug. an Pillen, aus gleichen Theilen chinesischer Rhabarber, gepülverter spanischer Seife und Bitterkleeextracte.

Indessen die Pillen behagten der Patientin auch nur eine Weile. Sie erklärte sich deshalb dagegen, weil ein spasmodisches Zusammenschnüren der Kehle das Hinunterschlucken derselben erschwerte. Daher gab ich vom 20. August an die Seife in flüssiger Form. Nämlich ich ließ drei Quentchen Seifenpulver, ein Quentchen Traganth und zwei Unzen Honig mit sechs Unzen Petersilienwasser zu einer Emulsion bereiten, und hiervon alle zwei Stunden einen reichlichen Eßlöffel voll nehmen.

Abwechselnd mit eben genanntem Gemisch gab ich das Meibomsche Mittel, aus venetianischem Terpentin mit Wachholderöl und Cascarillenextract.

Der Urin ging jetzt regelmäßig des Tages sechs bis acht mal, obwohl noch immer mit ziemlichen Schmerzen und Harnbrennen, in reichlichem Maaße ab. Das jedesmal ausgeleerte Quantum betrug nie weniger, als acht Unzen, mitunter war derselbe etwas blutig, oder es zeigten sich kleine Blutklümpchen in ihm schwimmend. Der Urin selbst war anfangs beinahe milchweiß, sehr schleimicht, dunkel braunroth, sehr trübe und jedesmal zwei bis drei Quentchen braungraues, sandiges, gebrannten Backziegeln ähnliches, zuweilen mit größern steinichten Concrementen untermengtes, mehr oder weniger brenzlicht riechendes, zu manchen Zeiten wieder ganz hellbraunes, schmutzigem gebrannten Lehme ähnelndes, geruchloses Sediment absetzend.

Nach mehrtägigem ruhigem Stehen bekam der Urin ein schwärzlichtes Aussehen, auf der Oberfläche breitete sich ein fettiges Häutchen aus, das Ganze verbreitete einen penetranten Geruch.

Das Quantum des vom 20. August bis zum 3. September ausgeführten Grieses, soweit mir denselben zu sammeln möglich, war in Wahrheit enorm. Aus den einen Tag um den andern mir zugestellten Uringläsern erhielt ich durch Abfiltrieren der Flüssigkeit zuletzt sieben Unzen drei Drachmen festes trocknes Concrement. Ist aber die Angabe der Patientin richtig, daß sie in den oben bemerkten vierzehn Tagen alltäglich sechs bis acht mal urinirt und binnen 24 Stunden nur anderthalb bis zwei Loth Nierensteingries abgegangen, so wäre die Quantität des letztern doch wahrhaft ungeheuer: denn es läßt sich annehmen, daß ich wohl kaum den zwölften Theil des ausgeleerten Harns erhalten.

Ohnmöglich kann diese Masse von steinigen Concrementen auf einmal in den Nieren vorhanden gewesen seyn; denn diese letztern müßten dann eine Größe und Ausdehnung besitzen, welche unerhört wäre. Es ist also wahrscheinlicher, daß nach der Schmelzung und Zerbröckelung der ursprünglich in den Nieren und der Harnblase vorhanden gewesenen Steine, durch einen fortwährenden chemischen Prozeß, immer wieder neue steinichte Gebilde erzeugt worden sind.

Im Vereine mit dem sehr geschickten Chemiker, Herrn Apotheker Müller in Roßwein, einem würdigen Zöglinge des verdienten Dörfurt, unterwarf ich den gewonnenen Gries einer möglichst genauen wiederholten chemischen Prüfung, und ich füge hier der Vollständigkeit halber das Resultat bei.

1) Mehrere mit destillirtem Wasser verdünnte und auf die in einem Glasmörser zu feinem Staube zerriebenen steinichten Concremente gegossene mineralische und vegetabilische Säuren, namentlich Schwefelsäure, Salpetersäure, Salzsäure und Essigsäure, bewirkten sämtlich nur weniges Aufbrausen.

2) Eine Unze von dem zartgepülverten Sedimente wurde mit vier Unzen destillirtem Wasser eine halbe Stunde lang über gelindem Kohlenfeuer gekocht, hierauf die Flüssigkeit durch feines Fließpapier filtrirt. Die in selbige getröpfelte Lackmustinctur, in-

gleichen das damit befeuchtete Lackmuspapier, blieben völlig unverändert.

3) Eben so wenig brachte die Flüssigkeit in der durch destillirten Essig gerötheten Lackmustinctur irgend eine Veränderung in derselben hervor.

4) Salpetersaures Quecksilber sowohl, als auch eine Solution der salzsauren Baryterde, bewirkte in der Flüssigkeit eine Trübung.

5) Hineingetröpfelte Kleesäure verursachte einen gelblichten Niederschlag.

6) Von einer Aetzkalisolution wurde die Flüssigkeit getrübt. Durch hinein getröpfelte verdünnte Schwefelsäure schied sich ein leichter Präcipitat aus, welcher sich durch beigemischte Flußsäure wieder lösete.

7) Kaustisches Ammonium veranlaßte einen gelblichten, flockigen Präcipitat, der sich in Schwefelsäure wieder lösete.

8) Zwei Quentchen des steinichten Sediments wurden im Sandbade mit Natronätzlauge so lange digerirt, bis die Lösung röthlicht erschien, diese sodann mit destillirtem Wasser verdünnt und durch das Filter abgeschieden. Hierauf wurden zwei Drachmen Essigsäure hinzugetröpfelt, worauf die Harnsäure, unter Entweichung des Ammoniums, in Gestalt eines röthlichten Pulvers, zu Boden fiel.

9) Endlich wurde eine kleine Quantität des Nierensteingrieses vor das Löthrohr gebracht. Er verbreitete einen starken Ammoniumgeruch, und sein Volumen

men minderte sich unter der Flamme sichtlich. Bei fortgesetzter Einwirkung des Feuers schmolz die spröde pulverartige Masse zu einem festen Klümpchen.

Zufolge der angestellten Analyse sind daher nachstehende feste und flüssige Bestandtheile in den der Untersuchung unterworfenen Nierensteinen anzunehmen.

1) Freie Blasensteinsäure,
2) Blasensteinsaures Ammonium,
3) Phosphorsaure Talkerde,
4) Phosphorsaure Kalkerde,
5) Kleesaure Kalkerde,
6) Kieselerde.
7) Ammonium.

Es weicht folglich vorstehende Analyse der Harnsteine in etwas von der von andern Scheidekünstlern unternommenen Untersuchung desselben Gegenstandes ab, was wohl keinesweges zu verwundern ist *).

Man verzeihe mir diese kleine Abschweifung gütigst, welcher ich nicht gern eine andere Stelle anweisen wollte. Wir kehren jetzt wieder zu unserer Patientin zurück.

---

*) Wurzer, chemische Untersuchung mehrerer Arten von Blasengries s. m. Schweigger und Meinecke, neues Journal für Chemie und Physik. Nürnberg, 1822. (IV, p. 347.)

Buchner, Repertorium für die Pharmacie. Nürnberg, 1823. (X, p. 157.)

Schon vom 24. August an war augenscheinliche Besserung in jeder Hinsicht eingetreten, es hatte die Mehrzahl der lästigsten Symptome immer eins nach dem andern sich verlohren. Die fliegende Hitze des Morgens, ingleichen das Frösteln in den Nachmittagsstunden verschwanden zuerst. Die Stuhlausleerungen erfolgten jetzt reichlich und waren offenbar critisch, späterhin wurden sie naturgemäß und erschienen, wenn auch nicht alle Tage, doch ganz bestimmt einen Tag um den andern, ohne weitern Gebrauch eigentlicher Abführungmittel. Es verschwand der frühere ganz unauslöschliche Durst, die krampfhafte Zusammenschnürung des Schlundes, die marternden Uebelkeiten, das consensuelle Erbrechen. Anstatt des Scheidenflusses fanden sich am 12. Juli die Regeln wieder ein. Blos der Unterleib blieb fortdauernd sehr aufgetrieben und hart.

Auch die Blasen hatten sich schon seit dem Juli um ein großes vermindert, jetzt standen dieselben nur noch in einzelnen Partheieen, gewöhnlich auf den Armen, oder auf dem Unterleibe.

Die mächtige Revolution in der physischen Oekonomie hatte zugleich den wohlthätigsten Effect auf das Psychische. Die zeither äusserst niedergeschlagene Kranke war über ihre augenscheinliche Besserung sehr vergnügt, und diese heitere Stimmung des Geistes trug nicht wenig zum raschen Fortschreiten ihrer völligen Wiedergenesung bei.

Sie fuhr nunmehr, nachdem der Krampf der Deglutitionsorgane gewichen, mit dem Gebrauche der oben beschriebenen Visceralpillen unausgesetzt fort, und wenn ja hie und da einmal eine mehrtägige Stockung der Abdominalentleerung eintrat, wurde diese kleine Unbequemlichkeit durch einige Jalappenpülverchen mit etwas Calomel beseitigt: denn gegen die früher adhibirten Mittelsalze, noch weit mehr gegen Lavements, protestirte sie stets auf das feierlichste. Dabei trank sie fleißig schleimige einwickelnde Tisanen.

Raschen Ganges schritt die Besserung vorwärts. Mit jedem Tage wurden die Aussichten erfreulicher und ich stellte der Kranken bereits das beste Prognostikon. Doch was sind die Hoffnungen und Freuden der Sterblichen! Täuschende Trugbilder.

Am 29. September früh um 9. Uhr wurde die Kranke, ohne alle äussere Veranlassung, urplötzlich von einer heftigen Ohnmacht (Syncope) befallen, aus welcher sie erst nach neun Stunden wieder erwachte.

Ohne alle Empfindung lag sie völlig bewußtlos da. Das Athemholen war kaum bemerkbar, der Puls winzig klein, der ganze Körper war kalt, das Gesicht leichenblaß, die Augen mit einem breiten blauen Ringe umzogen, der Blick starr und glanzlos. Von der Stirn rann kalter Schweis in Ströhmen, der ohnehin fortwährend aufgetriebene Unterleib war über alle Begriffe erhoben, in den Gedärmen polterte und rumorte es gewaltig, auch giengen eine Menge übelriechender Blähungen unwillkührlich ab. Die Patientin war völlig ohne Bewußtseyn, und konnte sich auch nicht im allermindesten entsinnen, was mit ihr vorgegangen.

Trotz der sehr ansehnlichen Blutentziehung durch eine Venäsection im linken Arme repetirte die Ohnmacht am nächstfolgenden Tage des Mittags gegen 1. Uhr, hielt jedoch blos sechs Stunden an, auch erschien der Paroxismus nicht gänzlich, wie ein Wetterschlag bei heiterem Himmel, sondern kündigte sich durch Funkeln und Schwärze vor den Augen, durch Klingeln und Brausen in den Ohren, durch Gähnen, Aufstoßen, Uebelkeiten, Schwindel und Herzklopfen an.

Eine dritte Ohnmacht, deren Dauer blos drei Stunden währte, stellte sich am 2. October Nachmittags gegen 5 Uhr ein. Auch hatte die Patientin diesmal ihre Besinnung nicht gänzlich verlohren.

Während und nach den drei Paroxismen wurden jedesmal die vorgeschriebenen Mittel angewendet, die man in solchen Fällen empfiehlt: Lösung des Schnürleibes und der Kniebänder, Entfernung aller pressenden Kleidungstücke, Besprützen des Gesichtes mit kaltem Wasser, Waschen des Gesichtes und der Hände mit Weinessig, Riechen an Radikalessig, Einflößen von Essig mit Wasser, u. s. f.

Schon am 27. September hatten sich allerhand Symptome eingefunden, welche auf das Daseyn von Wurmreize schließen ließen, namentlich ungewöhnliche

Blässe des Gesichts, blaue Ringe um die Augen, erweiterte Pupille, krampfhaftes Zucken der Augenlider, Knirschen mit den Zähnen im Schlafe, immerwährendes Jucken und Kriebeln in der Nase und im Mastdarme, cadaveröser Geruch aus dem Munde und häufiger Abgang eben so mephitischer Blähungen, empfindliches Kneipen in der Gegend des Nabels, urplötzliche Kolikschmerzen und Uebelkeiten, ohne alle Veranlassung.

Die wiederholten tiefen Ohnmachten, als der klarste Beleg eines lebhaft ergriffenen Nervensystems, bestimmten mich, mit Anwendung wurmtreibender Droguen keinen Augenblick länger zu säumen, um noch gefahrdrohendern Erscheinungen durch sofortige Entfernung der vorhandenen Reize schleunigst vorzubeugen.

Deshalb dispensirte ich ein zweckmäßiges Anthelminthicum aus gleichen Theilen Semen santonicum, Radix filicis, mechoacannae et valerianae, was seine treffliche Wirkung nie versagt, und ließ von diesem Pulver Morgens und Abends eine Drachme mit schwarzem Zuckersyrup nehmen. Und wie bei dieser Patientin von jeher alle Zufälle als Extreme sich aussprachen, so geschahe es auch diesmal. Denn nicht blos der After, sondern auch der Mund, entleerten sich einer Unzahl von Trichuriden.

Der Abgang der genannten Intestinalbewohner gieng zu unaufhaltsam fort, und die ausgestoßenen

Wurmmassen waren zu frequent, als daß sich nicht einem Jeden der Argwohn aufgedrungen haben sollte, daß die zur Zeit emigrirten Wanderer die einzigen und sämtlichen Insassen des Darmkanals nicht seyn könnten.

Das am 3. October ordinirte Wurmpulver wurde daher am 7. und 11. repetirt, etwas Aloë zugesetzt und unausgesetzt damit fortgefahren. Und siehe da, neue Schaaren von Trichuriden und Askariden wanderten mit dem Stuhlgange aus, und theils auf demselben Wege, theils durch freiwilliges Erbrechen, giengen 67 alte Spulwürmer nebst einer unglaublichen Menge junger Brut von allen Größen und vielem Wurmschleime ab.

Jetzt wähnte ich, dem Ziele ganz nahe zu seyn. Allein den 15. October trat urplötzlich wieder Stokkung in der Harnaussonderung ein, die bis zum 20. in steigendem Grade zunahm, so daß die Kranke, bei stetem Drange zum Uriniren, selten mehr als einmal in 24 Stunden eine winzige Quantität Urin lassen konnte, die nicht mehr als anderthalb bis zwei Loth betrug.

Vom 21. October an war der Urinabgang frequenter. Der Harn war jetzt aber wieder mit vielem Blute vermischt, und führte eine nicht unbedeutende Menge Gries mit sich.

Gewöhnlich sonderten sich einzelne kleine Blutkügelchen aus der Flüssigkeit, und legten sich auf den Boden des Glases, dessen innere Fläche blaulicht geätzt wurde, welches Pigment sich kaum durch groben Scheuersand und Holzasche von dem Glase entfernen liess.

Am 28. October stürzte die Kranke durch einen Zufall von der Ofenbank, und stiess sich während dem Niederfallen ihr Taschenmesser ziemlich tief in die allgemeine Hautdecke der Lebergegend ein. Durch die Anwendung zweckmäßiger Mittel heilte jedoch die Wunde sehr bald und glücklich zu, ohne daß dieses fatale Ereigniß von irgend einem nachtheiligen Einflusse für die Kranke war.

Da sich die Kranke den 31. October wieder auf derselben Stufe von Wohlseyn befand, als im September und die Besserung nicht zweifelhaft mehr schien, veränderte ich daher die Heilmittel und gab jetzt stärkende bittere Extracte, theils für sich, theils mit auflösenden Mittelsalzen vereinbart.

Ich habe bereits erwähnt, daß die Patientin weder zu Bädern, noch zu Klystieren, sich bereden ließ, welche beide von entschiedenem Nutzen sich erwiesen haben würden: denn es würde ein erkleckliches Quantum innerlicher Mittel dadurch in Wegfall gekommen seyn.

Als die Kranke nun den 17. November von mir wieder frischen Arzneivorrath empfieng, versprach sie zwar, dieselbe nach Vorschrift einzunehmen, bat jedoch beweglichst, ihr sodann einen kurzen Ruhepunct zu gestatten, weil sie das Mediciniren durch ein volles halbes Jahr recht überdrüssig sey, übrigens auch der Blasenausschlag sich gänzlich verlohren hatte.

Ehrlich gestanden, so hatte ich schon längst die Beharrlichkeit dieser Ruralperson im Stillen bewundert. Höchst selten findet man diese Tugend bei Landleuten, die in der Regel sehr bald weiter wandern, wenn der adhibirte Arzt ihnen nicht im kürzesten Zeitraume merkliche Hülfe zu schaffen vermögend ist.

Am 28. November besuchte sie mich, referirte mir, daß Alles beim Alten sey, daß sie sich hinsichtlich ihrer Kräfte so kräftig und behaglich fühle, als nie: indem ihre Regeln zur bestimmten Zeit sich einfänden und jedesmal drei bis vier Tage flössen, daß der Durst völlig natürlich und der Appetit gut sey, wenn sie nur immer etwas Gutes zu beissen hätte; daß die Uebelkeiten, das Erbrechen, das Frösteln, die Harnbeschwerden rc. insgesamt verschwunden seyen.

Nicht wenig überrascht war ich, als sie nach drei Tagen, den 1. December des Morgens in größter Frühe äusserst verstört zu mir kam. Ich fand nicht nur das Innere beider Ohren, sondern auch die Lippen, Zunge und andere Theile der Mundhöhle voll mandelgroßer Pemphigusblasen. Zugleich hatte sich Nasensprache und ein dumpfer Schaafhusten eingefunden, welcher der Leidenden unsägliche Schmerzen im Schlunde verursachte. Dabei war das Schlingen beinahe gänzlich unmöglich.

Eine prädisponirende oder vielmehr Gelegenheitsursache war durchaus nicht auszumitteln, welche diese neue Eruption bewirkt und das Exanthem jenen Theilen zugeführt hatte. Es galt daher vor der Hand und vor allen Dingen Beseitigung oder Linderung.

Zu Linderung der heftigen Schmerzen und zum Abspülen der Geschwüre, zugleich aber auch als Nahrung, ließ ich die Kranke fleißig schleimige Getränke und dünne Brühen zu sich nehmen. Nebenbei gab ich den Mohnsaft mit einer concentrirten Emulsion von Mandeln. Zum Ausspülen des Mundes laue Milch und Schleime mit Myrrhe.

Vesicatorien wendete ich nicht an, weil dieselben in zween andern Fällen nicht nur keine Veränderung der Symptome hervorbrachten, sondern sogar bei einer fleischigen Person in ein gefahrdrohendes brandartiges Geschwür ausgeartet waren.

Es schienen diese Blasen aber die letzten Nachzügler gewesen zu seyn. Denn schnell, wie sie gekommen, verschwanden sie wieder, und schon nach drei Tagen war kaum mehr eine Spur von ihnen zu sehen.

Die Kranke fuhr mit dem Gebrauche der bittern Mittel, als sie nur erst wieder ohne Schmerzen schlingen konnte, bis zum Christabende 1823 unabläßig fort, wo ich dieselbe, als momentan hergestellt, entließ.

Von Zeit zu Zeit zog ich Erkundigung über die Kranke ein, welche sich in einem entfernten Orte wieder als Magd vermiethet hatte, einigemal binnen Jahresfrist bekam ich sie auch persönlich zu Gesichte, und mit innigem Vergnügen nahm ich wahr, daß ihr früheres Uebel, samt allen seinen vielgestaltigen Symptomen, durchaus verschwunden.

Nachdem eine geraume Zeit von ihr gar nichts zu hören gewesen, erschien mit einemmale meine Kranke den 30. Mai 1825 folglich beinahe zwei Jahre darnach, als ich dieselbe zum erstenmale zu sehen bekommen.

Diesmal sprach sich der Genius der Krankheit auf eine ganz eigene Manier aus. Es hatte seit mehrern Tagen ein periodischer Schlucken sich eingefunden, welcher sich alle Tage zu unbestimmter Zeit einstellte und drei volle Seigerstunden, ja wohl noch länger, in einem weg anhielt.

Alle vier bis fünf Sekunden kam ein Aufstoß des Schluckens (Schluchzer) wobei der Patientin jedesmal der Kopf gewaltsam nach der linken Seite hin gezogen wurde, so daß sich die ganzen Gesichtszüge krampfhaft verzerrten. Der Ton war durchdringend, im höchsten Diskante, und ähnelte dem Pfipen einer an der Zippskrankheit leidenden Henne. Die Hals- und Nackenmuskeln hatten den ganzen Kopf schief auf die linke Seite gezogen.

Länger, als eine Stunde, stand und saß die Arme vor mir, ehe sie nur im Stande war, in abgebrochenen Worten mir Antwort auf die an sie gerichteten Fragen zu ertheilen.

Daß neue Ansammlung von Nierensteinen und Eingeweidewürmern, verbunden mit andern Cruditäten in den ersten Wegen, hysterische Vollblütigkeit des Unterleibes, u. dgl. bei der Kranken überhand genommen, gieng aus ihrer Erzählung und aus dem Character der Krankheitsymptome hervor.

Vergeblich zog ich, um nur vor allen Dingen den über alle Beschreibung heftigen erschöpfenden Schlucken in etwas zu beschwichtigen, die bei dergleichen Zufällen sich als wirksam erwiesenen Mittel in Anwendung. Die fixe Luft, Pfeffermünze in allen Formen, Opiate, Castoreum, Valeriana, Moschus, Tinctura zingiberis et aurantiorum, Oleum carvi, evacuirende und absorbirende Mittel, Blutausleerungen, trockne Schröpfköpfe und Vesicatorien auf den Magen, aromatische und narcotische Umschläge, Cataplasmen, Linimente — nichts wollte helfen.

Endlich gab ich der Kranken den 7. Juni wieder das früher mit so glücklichem Effecte gebrauchte Anthelminthicum, Morgens und Abends vier Tage hindurch.

Durch selbiges wurden nun abwechselnd große Massen von Würmern aller Gattungen nach allen Richtungen ausgeleert, eben so wie im October 1823 und siehe da, das Schluchzen verlor sich. Nach zweitägigem Rasten, um die Kranke nicht unnöthig zu schwächen, wurde die Gabe den 14. wiederholt, und dadurch dem Reste dieser revolutionirenden Intestinalbewohner der Weg gezeigt, den er wandeln sollte.

Vom 18. Juni an bekam die Kranke, auf ihr ausdrückliches Verlangen, wieder das Mittel aus Terpentinöl und Schwefeläther, welches ihr früher so ausgezeichnete Dienste geleistet, zum fortgesetzten Gebrauche, und zuletzt als Reservemittel, gegen das hie und da sich einfindende Schluchzen, erhielt sie die Tinctura menthae anglica cum oleo menthae concentrata.

Ohne daß diesesmal Blasen zum Vorscheine kamen, gieng bis zum 1. Juli, ohne sonderliche Schmerzen und Beschwerden, wieder eine ansehnliche Quantität Nierensteingries ab, und die Kranke wanderte daher zu ihrer Dienstherrschaft zurück.

Zehn Monate giengen vorüber, ohne daß ich die Preßhafte zu sehen bekam, oder irgend etwas von ihr hörte.

Ganz unerwartet wurde ich den 7. Februar 1826 zu ihr gerufen. Sie lag im Bette, das Gesicht war ausserordentlich aufgedunsen und blauroth, die Augen stier und hervorgetrieben, die Lippen ganz blau; so daß ihr ganzer Habitus dem einer Apoplectischen glich. Auch wurde ihr das Sprechen ungemein sauer.

Der Puls war sehr abwechselnd, bald sehr klein und zusammengezogen, ungleich, intermittirend, bald wieder sehr voll, schnell und hart, mit fortwährendem unbeschreiblichem Angstgefühle. Eiskalter Schweis rieselte von der Stirne herab.

Der fatale Schlucken hatte sich seit zwei Tagen wieder eingefunden, und der eben ausgebrochene Paroxismus war dermaßen heftig, daß bei jeder einzelnen Inspiration nicht nur der Kopf auf die linke Seite gezogen, sondern zuweilen der ganze Oberkörper convulsivisch in die Höhe geworfen wurde.

Mehrere Stunden war ich leidender Zuschauer dieses kläglichen Anblickes, bevor der Ausbruch der Krämpfe nur in etwas nachließ, und die Leidende mir einige Auskunft zu geben vermögend war.

Sie diente seit Weihnachten 1825 als Viehmagd bei einer sehr humanen Herrschaft, war aber den ganzen Tag hindurch theils in der einem starken Luftzuge ausgesetzten Küche, theils in einem eben so kalten Gewölbe, theils im Kuhstalle oder auf dem Hofe mit Abwartung der ihr untergebenen Kühe beschäftigt, und ihr Körper schien durch die eben obwaltende strenge Winterkälte ganz besonders angegriffen worden zu seyn. Gegen den Willen ihrer Dienstherrschaft hatte sie sich mehrere Tage über ihre Kräfte gezwungen, ihre Berufsgeschäfte zu verrichten, bis endlich die Gewalt der Krankheit sie nöthigte, im Bette liegen zu bleiben.

Unter andern referirte sie, daß sie bereits seit zehn Tagen keine Leibesöffnung gehabt. Diesen letzten Umstand zu heben, schien mir die allerdringendste Aufgabe.

Zum erstenmale jetzt ließ sich die Kranke zur Annahme einiger Lavements bereden. Ich ließ dieselben aus Feldkamilleninfusum mit Honig und Seife, nachmals aber mit Tartarus stibiatus und einer Emulsion von der Asa foetida bereiten. Ein warmes Bad vorzurichten, dies versagten die Umstände.

Daher ließ ich Oleum amygdalarum cum oleo menthae piperitae fleißig in den Unterleib einreiben, ein Mittel, welches bei hartnäckigster Leibesverstopfung zuweilen höchst wirksam sich erwiesen hatte.

Innerlich verordnete ich die gleich zu Anfange der Krankheit (1823) genommene Mittelsalzsolution. Dabei ließ ich einen kräftigen Absud von frischen Aepfeln und getrockneten Pflaumen fleißig trinken.

Erst nach zwei Tagen wirkte die Gesamtmasse der hier genannten Mittel, nachdem ich zuletzt noch vier Unzen frisch gepreßtes Leinöl innerlich gegeben, auch davon zu den Klystieren beigemischt hatte.

Den endlich erfolgenden gewaltsamen Durchbruch der Intestinalcruditäten begleiteten 82 wohlgenährte Spulwürmer, nebst einer zahlreichen Nachkommenschaft und vielem Wurmschleime.

Nochmals provocirte die Kranke auf das bekannte Wurmpulver, welches die schlimmen innerlichen Gäste wiederholt so ritterlich bekämpft hatte.

Am 13. Februar kam ein starker Spulwurm durch das linke Ohr zum Vorscheine. Bis zum 15. folgten deren noch fünf Stück auf demselben ungewöhnlichen Wege. Auch wurden noch eine ziemliche Anzahl ausgebrochen.

Die Kranke referirte, wie sie recht deutlich fühle, wenn ein Wurm den Schlund heraufsteige, und mit einem ganz eigenen bohrenden kitzelnden Schmerze sich durch das Ohr herausdränge.

Weil zu vermuthen stand, daß der Darmkanal von seiner lebendigen Einquartirung noch keinesweges gänzlich befreit sey, wurde mit dem bewußten Anthelminthicum bis zum 20. Februar continuirt. Indessen das Mittel bewirkte blos etwas vermehrten Stuhlgang, ohne Würmerabgang.

Nach wiederholtem heftigem Anfalle des Schluckens erbrach die Kranke, welche von jetzt an demulcirende Medikamente mit einem ganz gelinden Opiate genommen, den 25. Februar eine enorme Menge theils flüssiges theils geronnenes Blut, so daß vor ihrem Bette ein wahrer Teich von Blute stand.

Dieses Bluterbrechen währte bis zum 28. Und da die Patientin zugleich über bohrende unausstehliche Schmerzen in der Nierengegend klagte, ließ sich voraussetzen, daß wieder Steinfragmente durch die Harngänge sich durchzwängten.

Eine reichliche Blutentleerung, den 25. und 27. Februar angestellt, die Hämorrhagie zu beseitigen, verbunden mit innerlichen und äusserlichen Mitteln, entsprach dem gehofften Zwecke.

Ohne den Ausbruch der Pemphigusblasen erst abzuwarten, wurde nunmehr die frühere Methode wieder hervorgesucht, d. h. eine Kalisolution, abwechselnd mit dem Schwefeläther und Terpentinöl, fleißig genommen. Dazwischen tretenden Symptomen wurde durch gelinde Abführungen und leichte Opiate begegnet, einige Ausbrüche des Schluckens durch die Anwendung der fixen Luft beseitigt.

Vom 19. März an, bis zum 10. April, gab ich der Kranken, bei der sich ein symptomatisches Erbrechen saurer Cruditäten eingefunden, reine Magnesia, welche ihr sehr gut bekam, und zugleich Säure dämpfend und ausleerend wirkte.

Weil das Erbrechen äusserst schmerzhaft war und ich in Sorgen stand, daß durch selbiges ein neuer Blutsturz rege gemacht werden dürfte; ließ ich der Reihe nach aromatische trockne Kräutersäckchen, Theriak und sogenannte Magenpflaster auf die Magengegend legen, ätherische Oele und schmerzlindernde Salben, auch sogar reine Tinctura thebaica, einreiben, und da alle diese Ingredienzen wenig fruchteten, wagte ich, ein mächtiges Blasenpflaster auf die Magengegend zu legen. Zweimal des Tages, Morgens und Abends, nahm die Kranke ein warmes Fußbad.

Schon am 18. März kündigte das bekannte Jukken und Kriebeln unter der Oberhaut dennahen Ausbruch

bruch von Blasen an, welche auch richtig den 19ten sich zu entwickeln begannen.

Es waren ihrer nur wenige. Blos auf dem linken Arme und auf dem Bauche, zwischen dem Nabel und den Schaambeinen, bis hinunter in die Weichen, kamen sie zum Vorscheine. Diese hatten aber einen so bösartigen Character, daß ich sofort zu einer Solution des essigsauren Bleies meine Zuflucht nehmen mußte; über welches Mittel ich bereits früher (S. 87.) mein Glaubensbekenntniß abgelegt habe.

Nachdem sich die Pemphigusblasen an den bezeichneten Orten wiederholt verlohren hatten, eben so oft aber auch von neuem wieder ausgebrochen waren, verschwanden dieselben endlich vom 1. April an gänzlich, ließen sich auch nicht wieder blicken.

Wohl aber dauerte der verdrießliche Schlucken und das Bluterbrechen abwechselnd noch einen ganzen Monat fort. Ferner wurden zu verschiedenen malen ansehnliche Massen Nierensand ausgeleert, wonach die Kranke jedesmal Erleichterung der Zufälle verspürte und eine Zeit lang sich recht wohl befand.

Um durch das Einerlei die Geduld des Lesers nicht zu ermüden, da ich eine gnügend detaillirte Skizze der Krankheit geliefert zu haben glaube, ziehe ich meine fernere Relation jetzt ganz in die Kürze zusammen, indem ich blos bemerke, daß der Reihe nach die früher angegebenen Mittel in Anwendung gezogen wurden, wie solche der Genius der occurrirenden Beschwerden heischte.

Am 4. Mai empfieng die Kranke von mir die letzte Medicin, und sie ließ sich seitdem bei mir nicht wieder blicken.

Ueberrascht aber wurde ich durch die Neuigkeit, daß meine jungfräuliche Patientin den 25. Juli 1826 von einem gesunden Knaben entbunden worden.

Sie hatte also die leidenfreie Zeit nicht übel angewendet, und sich im Arme der Liebe für die lange Marter der Krankheit zu entschädigen gesucht.

Im Drange der Umstände und vielseitigen Erscheinungen war mir diese Veränderung gänzlich entgangen, um so mehr, da die Kranke von jeher einen ungewöhnlich starken tympanitisch aufgetriebenen Unterleib hatte. Früher hatte ich mich, bei dem Aussenbleiben ihrer Monatsregeln, allerdings wiederholt bei ihr erkundigt, ob nicht vielleicht eine solche Veränderung obwalte, da ihre gleich Eingangs berührten Verhältnisse mit dem Soldaten gar kein Geheimniß waren. Da sie sich jedoch hierüber gewaltig entrüstete und während unserer mehr als dreijährigen Bekanntschaft ihre Unschuld sich rechtfertigte, nahm ich in der Folge hiervon keine Notiz weiter.

Wie aber bei dem furchtbaren Erbrechen und bei so ansehnlichem Blutverluste im Februar die Leibesfrucht sich erhalten können und nicht ausgestoßen worden, sondern mitten unter diesen Stürmen in ihrer

Entwickelung und Wachsthum ruhig vorwärts schritt und kräftig gedieh, auch zuletzt glücklich zu Tage gefördert wurde: dies bleibt allerdings ein höchst merkwürdiges Phänomen.

Die heftigen Krankheitausbrüche eines im Ganzen genommen mehr örtlichen Uebels abgerechnet, besaß die Kranke in Wahrheit eine kräftige gediegene Organisation. Die Störung der Functionen einzelner Organe hatte keinen Einfluß auf die Generation, und so lebte der kleine Erdenbürger in einer Welt für sich unangefochten fort, unbekümmert um die neben, über und unter ihm tobenden Gewalten.

Jetzt im October 1827 erfreut sich sowohl Mutter als Kind der besten Gesundheitfülle. Im Verlaufe dieser anderthalb Jahre hat sich einigemale sowohl der Schlucken als das Erbrechen, nebst mehrern andern der früher beschriebenen Krankheitsymptome, momentan gezeigt. Aber Alle verschwanden, ohne das Mindeste dagegen zu unternehmen. Vom Blasenausschlage ist die Kranke gänzlich verschont geblieben.

Nachschrift.

Mehrere Umstände behinderten den Abdruck vorliegender Abhandlung, welche früher zur Insertion für Hufelands und Osanns Journal bestimmt war, länger als ein Jahr. Nachträglich bemerke ich daher, daß ich Mutter und Kind im Juni 1828. das letztemal gesehen, daß beide damals sich körperlich sehr wohl befanden und bei Ersterer während dieser ganzen Zeit kein Rückfall ihres Uebels wahrzunehmen gewesen.

Berlin, am 1. Februar 1829.

der Verfasser.

Uebersicht

der in vorliegender Monographie aufgeführten Schriftsteller.

Uebersicht

der in vorliegenden Blättern vorkommenden Gegenstände.

A.

B.

J.

K.

L.

N.

Bei Fragen zur Produktsicherheit wenden Sie sich bitte an:
If you have any questions regarding product safety,
please contact:

Walter de Gruyter GmbH
Genthiner Straße 13
10785 Berlin
productsafety@degruyterbrill.com